放射性物質から身を守る食品

内部被ばくの処方箋

伊藤 翠

Ito Sui

文芸社文庫

プロローグ

今も目に焼き付いて離れない大地震と津波、それに続く福島第一原発1号機と3号機の衝撃的な爆発シーン。

この一連の出来事は、私たちの人生を一変させたといってもいいだろう。放射性物質が、突然、日常を覆い尽くしたからだ。

たびたび起こる原子力発電所の事故。そして、すぐさま発表される「環境への影響はありません」というアナウンスに「あやしいな」と疑いはするものの、すぐに関心は日々の雑事へと移っていった。

チェルノブイリ事故がもたらした現実に心を痛めることはあっても、それは「どこか遠く」で起きた出来事だった。

気がつけば、原子力発電所は54基に増えていたが、ホウシャノウという未知の怪物は幾重もの頑丈な檻の中に閉じ込められているはずだった。

安全神話の中に隠れていたその怪物が、姿をあらわしたのだ。

ＳＦ映画を観ているような錯覚から我に返ると、リサーチを始めていた。スリーマイル島事故やチェルノブイリ事故に人々はどう対処したか、そして、なんらかの方法があるはずだと。

気づいたのは、繰り返し繰り返し出てくるAkizukiという日本人の名前だった。

Dr.Tatsuichiro Akizuki、秋月辰一郎医師。

それは長崎に原爆が投下されたとき、爆心地から１・４㎞しか離れていない病院（当時の浦上第一病院、現・聖フランシスコ病院）で被ばくした一人の医師の名前だった。

１９４５年、広島のウラン型原子爆弾に続いて、長崎にプルトニウム型原子爆弾が投下された。

そのすさまじい爆発力は、一瞬にして何万人もの命を奪い、長崎市を破壊した。さらに、爆風や熱風による直接的な死から逃れたものの、爆発によって発生した放射線やその後に降り注いだ「死の灰」によって多くの人を白血病などのいわゆる原爆症で苦しめることになる。

浦上第一病院の医長だった秋月は、被ばくしながらも、スタッフとともに治療に当たった。原爆症に苦しむ人たちが多かった中で、彼も、彼のスタッフも、原爆症にならなかったからだ。

なぜ、そのようなことが可能だったのだろうか。

秋月は、戦後、自らの体験をもとに何冊か本を出している。その中の一冊である『死の同心円――長崎被爆医師の記録』（長崎文献社）を手に取った。

そこで見つけたのは「石塚左玄氏の桜沢式食養学」という言葉だった。

「食養学に答えがあるのか」と、そのとき、妙な気分に陥ったことを覚えている。

私自身が石塚左玄氏の桜沢式食養学、今でいうマクロビオティックを学び、玄米菜食を実践していたからだ。

70年近く前の一人の医師の体験と自分が深くつながった気がした。

そこからは、糸がほぐれるように、色も匂いも味もないホウシャノウの姿が浮かび上がってきた。

たとえば、放射性物質には生物学的半減期がある。生物学的半減期とは、体の中に入った放射性物質が、代謝によって半分に減るまでの期間をいう。

放射性物質のひとつであるセシウム１３７でいえば生物学的半減期は平均70日とされている。しかし、これはあくまで平均値であって、あるデータによれば60日から１６０日までの開きがある。

代謝には個人差があるので、代謝をよくして解毒に努めれば、生物学的半減期を短くして放射性物質の影響を小さくできる可能性があるということだ。

また、放射性物質が、私たちに与えるダメージの本質は、体内で発生する大規模な酸化作用にある。

体内の電子を弾き飛ばして大量の活性酸素を発生させ、細胞や、細胞内にあるＤＮＡを傷つけることで生体にダメージを与えるのだ。もちろん、侮ることはできないが、それなら打つ手はある。

調べることで、未知の怪物ホウシャノウは、少しずつ、顔をもった放射性物質に変わっていった。

福島第一原発事故はチェルノブイリ事故と同じレベル7になった。

排出された放射性物質が及ぼす影響については、さまざまな情報が飛び交っている。

首相官邸のホームページには、チェルノブイリ事故による放射線で亡くなったのは、直接的関連が認められない人も含めて47名の作業員と小児甲状腺がん15名の合計62名。さらに、6000人の小児甲状腺がん手術以外の放射線被害はなし、とある。

一方、ゴルバチョフの科学顧問を務めたヤブロコフ博士が、ロシア、ウクライナ、ベラルーシなど現地で書かれたもの、また英語で書かれた五千以上の論文を分析し、ニューヨーク科学アカデミーが発行した『チェルノブイリ——大惨事が人びとと環境におよぼした影響』によれば、事故そのものと事故の影響による死者は98万人にのぼっている。

このどちらか、あるいは、この隔たりの間のどこかに真実があるのだろうが、危機管理の基本は、想定できる最悪の事態を極小化することにある。

チェルノブイリ事故と同じレベル7になった福島第一原発事故でいえば、ニューヨーク科学アカデミーが伝える98万人の死者数を想定して対策を考えることが危機管理になる。

私たちは大変な状況に直面しているのだ。

この状況の中で、まず考えなければならないのは、内部被ばくを避けることだ。

被ばくには外部被ばくと内部被ばくがある。

外部被ばくは、体の外にある放射性物質から放射線を浴びることで、内部被ばくは、空気や水、食べ物から体内に放射性物質が入り、体内に沈着したその放射性物質が発する放射線によって内側から被ばくすることだ。

もちろん、外部被ばくも避けるべきだ。

しかし、内部被ばくがさらに危険なのは、内部被ばくの主役であるアルファ線やベータ線によって、高密度・長期にわたる被ばくが起こり、細胞を傷つけたり、生命の設計図であるＤＮＡを破壊したりする可能性が高くなるからだ。

その結果、がんや白血病、心臓病や脳血管障害をはじめとするさまざまな病気につながっていく。

本書は、食養学の知恵と民間療法を使って放射性物質をできるだけ体内にとり込まないようにすること、また、放射線による害を少なくすること、体内に入った放射性物質をできるだけ早く排出することを目的に書かれている。

使うのは身近にある食材だけだし、無理なく、日々の食生活に組み込める内容になっている。

1985年にノーベル平和賞を受賞したPSR（社会的責任を果たすための医師団）創設者ヘレン・カルディコット氏は、「医者である私たちは、白血病で死にかかっている子どもの命を救おうと必死になる。乳がんの転移で死にゆく女性の命を何とか救おうとがんばる。しかし医学的見解では、不治の病に関して唯一頼りになるのは予防なのである」と語っている。

予防は今すぐ始められる。不調が出るまで待たずに、できるだけ早く活用していただけることを願っている。

目次◉放射性物質から身を守る食品

第三章　代謝をよくして放射性物質の排出を早めるには？　121

ご注意！

●本書でご紹介する食養生レシピや民間療法は古くから用いられ、有効性が認められてきたものです。しかし、体質や体調により、まれに合わない場合があります。また、効果には個人差があります。少しでも変だと感じたらすぐに中止し、医師の診察を受けてください。

●肌に塗るものに関しては、使用前に必ずパッチテストをしてください。肌に塗るものを小さじ½程度二の腕の内側に塗り、2時間ほど様子を見ます。気になる場合は3日続けます。かゆみが出たり赤くなったら使わないようにしてください。

●火を使う場合は火災にならないように注意してください。

第一章　放射能時代に生かす食養の知恵

❖放射性物質排出は味噌から始める

●秋月式栄養論

長崎に原子爆弾が落とされたとき、秋月辰一郎は29歳だった。

だれも体験したことがない強烈な爆弾。運よく爆風や熱風から逃れられても、時間が経つにつれて、元気だった人がバタバタと亡くなっていく。

それが放射性物質の仕業であることをだれも知らず、内部被ばくという概念はもちろんない時代だった。

原爆が投下された直後の長崎市内は、現代的にいえば、放射性物質の超高濃度汚染地帯になっていたと考えられるが、在宅の病人のため、秋月は、わらじで往診に出かけたそうだ。

秋月が頼りにしたのは、「石塚左玄氏の桜沢式食養学」、つまり、今でいうマクロビオティックの初期のころの教えだ。秋月は、そこに工夫をこらしてみずから食養医学をつくり出し、秋月式栄養論と名づけていた。

秋月式栄養論の骨子となっていたのは「陰陽論」だ。

陰陽論は石塚左玄の考えを、マクロビオティックの創始者である桜沢如一が『易経』や『老子道徳経』をもとに整理したもので、食べ物を含め、万物をその定理で分類する。

陰陽論は複雑なので簡単に説明するのはむずかしいのだが、陰性とは、緩める、冷たい、暗い、長い、遠心力がある、広がる、増える、地面の上に伸びる、水っぽい、塩気が少ない性質をもつもので、陽性とは、締める、熱い、明るい、短い、求心力がある、縮む、増えない、地下に長く伸びる、水分が少ない、塩気が多い性質をもつものだ。

食品でいうと、ごぼう、にんじん、れんこん、かぼちゃなどは陽性、夏野菜、たけのこ、もやし、なすなどが陰性だ。

そして、健康になるためには、できるだけ陽性な食べ物をとったほうがよいとする。医長として勤務していた浦上第一病院で実践しようとしていたのも、この秋月式栄養論で、その理論は、くしくも、原子爆弾投下という極限状態で実証されることになる。

秋月は戦後、医師として被爆者の治療に当たる一方、被爆者の証言の収集を行ったり、自らの体験を伝えながら生き、89歳という天寿をまっとうしている。

放射性物質の影響を避けるために、スリーマイル島事故やチェルノブイリ事故で海外の人たちが拠り所としたのが、この秋月式栄養論なのである。

●チェルノブイリ事故と味噌

秋月は後年、『体質と食物』という著書の中で、

——昭和20年8月9日の原子爆弾は長崎市内を大半灰燼にし、数万の人々を殺した。爆心地より1・4キロメートルの私の病院は、死の灰の中に廃墟として残った。私と私の病院の仲間は、焼け出された患者を治療しながら働きつづけた。私たちの病院は、長崎市内の味噌・醤油の倉庫にもなっていた。玄米と味噌は豊富であった。さらに、わかめもたくさん保存していたのである。その時私といっしょに、患者の救助、付近の人びとの治療に当たった従業員に、いわゆる原爆症が出なかった原因の一つは、「わかめの味噌汁」であったと、私は確信している——

と書いている。

放射性物質の影響を小さくするには味噌が決定的な意味をもつという秋月の信念は、1981年にイギリスのLondon Quarter booksから出版された『Nagasaki 1945』というタイトルの本によってヨーロッパ圏に広く伝えられることになる。

当時はアメリカとソビエトだけでなく、フランス、イギリス、中国などがさかんに核実験を行っていて、日々降り注ぐフォールアウト～放射性降下物～に関心が高まっていた時期だ。『Nagasaki 1945』を通じてヨーロッパ圏に住む人々は、放射性物質の影響をやわらげるMisoの存在を知るようになっていく。

そこに起こったのがソビエト連邦（現：ウクライナ）内にあったチェルノブイリ原子力発電所4号炉で起こったメルトダウン（炉心溶融）事故、いわゆるチェルノブイリ事故だ。

1986年4月26日のことだった。

放射性降下物が、ウクライナだけでなく、現在のベラルーシやロシアといった旧ソビエト連邦、スカンジナビア半島のスウェーデンやフィンランド、ドイツ、フランス、遠くはギリシア、トルコまで降り注ぎ、大地や海を汚染していくことになる。

『Nagasaki 1945』の情報を知っていた人々は我先にMisoを買い求め、事故から2週間でヨーロッパ中からMisoがなくなり、日本からの味噌の輸出量も大幅に増加したと伝えられている。

降ってわいたようなチェルノブイリ事故。その事故に直面した当時のヨーロッパ圏の人たちが、原子爆弾を爆心地近くで体験し、それでも生きのびた日本人医師の体験にすがりついたのは想像に難くない。

●味噌の研究が始まった

しかし、ここに疑問が浮かんでくる。

確かに味噌は体によさそうだし、秋月医師の体験もある。しかし、実際のところ、放射性物質に対してどの程度、効果があるかということだ。「放射性物質には味噌がいい」だけでは、まじないのような話だ。

秋月医師の体験は、1972年、ジピコリン酸が味噌に含まれていることが発見されたことで注目される。ジピコリン酸は、放射性ストロンチウムなどイオン化した重金属をキレートし、体からの排出を促すアルカロイドだ。

放射線障害に味噌を使ったソビエトの医師のエピソードも話題を呼んだ。

ソビエトは1949年からモスクワの950km東にあるカラチャイ湖を、放射性廃棄物の投棄場所に指定したのだが、その結果、湖は極度に汚染され、地域に住む人たちが放射線障害に悩まされるようになっていく。ここは、21世紀になった現在でも、地球上で環境汚染がもっとも進んだ場所の筆頭にあげられるほどのところだ。

１９８５年、Lidia Yamchunk と Hanif Sharimardanov の二人の医師は、放射性廃棄物による白血病やリンパ腫、そのほかの放射線障害に悩む人たちへの治療法のひとつとして味噌スープを食事に加え始める。その結果、「末期がんの患者が生きのびるのを助け、毎日、味噌を使うようにしたところ、すみやかに血液の状態が改善していった」と発表、反響を呼んだ。

●広島大学での研究

日本でも研究が進んだ。

広島大学の原爆放射能医学研究所（現・原爆放射線医科学研究所）の渡邊敦光名誉教授は、ヒトの小腸細胞と似ているマウスの小腸細胞に関する研究を行っている。

栄養素を吸収する小腸細胞は、放射線によってかんたんに破壊される。

それは、小腸細胞が体の中でもとくに細胞分裂がさかんな場所で、細胞分裂が盛んな場所は、放射性物質の影響を受けやすいからだ。

そのため、広島や長崎の原爆でも、小腸細胞が破壊されて激しい下痢に悩まされた人が多かった。下痢は放射線を一定以上浴びたときにあらわれる典型的な障害のひとつでもある。

マウスでも10グレイの線量の放射線を全身照射すると2週間以内に小腸細胞の出血と壊死が起こり、下痢や血便を生じて死に至る。

まず、一方のマウスの群には10％の味噌を混ぜたエサを食べさせ、もう一方のマウスの群には味噌を入れないエサを、1週間にわたって食べさせる。

その後、マウスの全身に7～12グレイという、ヒトに使用される胃X線検査などの線量の数千～数万倍ものX線を照射し、3日半後に小腸細胞の再生を調査する。

味噌で育てたマウスの小腸細胞の破壊は7～8グレイでも少なかったが、9グレイになると、ふたつの群の小腸細胞の喪失の違いが大きくなっていったという。

10グレイになると、味噌を入れないエサを食べていた群の再生は著しく低下し、数も1/10に低下した。これに対して味噌を与えられたマウスは12グレイでも細胞数が保たれ、再生力も保ったままだった。

「味噌の成分のうち、なにが効果的なのかはわかりません。しかし、ネズミと人間の小腸はとても似ているので、この研究は味噌が放射線に対する予防策になることを示しています」と渡邊名誉教授はあるインタビューに答えている。

チェルノブイリ事故の後、ヨーロッパ諸国が大量に味噌を輸入した記事を読んだ、同研究所の伊藤明弘名誉教授も味噌に注目したひとりだ。

伊藤名誉教授は、ヨウ素131とセシウム134をマウスに投与し、体内からの排泄実験を行っている。

その結果、味噌を食べることによって、ヨウ素131がより多く体外に排出された。また、セシウム134は全身の筋肉にまんべんなく蓄積していくが、このセシウム134についても、味噌投与群の方が、筋肉内の量が減少した結果を得ている。

●味噌はがんの予防にも

放射性物質の影響といえば、がんや血液のがんである白血病を思い浮かべるが、味噌はがんの予防にも効果がある。

1981年、当時の国立がんセンター研究所に勤務していた平山雄疫学部長が、全国の26万人を対象にした疫学的調査を16年間にわたって行ったものを発表した。

味噌汁を毎日飲む人とまったく飲まない人を比較したところ、味噌汁をまったく飲まない人が胃がんによって死亡する確率は約50％高く、味噌汁を飲む頻度が多くなるほど、胃がんによる死亡率が減少していく結果を得ている。

先の広島大学、伊藤明弘名誉教授の研究では、肝臓がんが自然発生するマウスを「標準のエサ」と「味噌入りエサ」のグループに分けてエサを与え続けた結果、味噌入りエサを与えられたグループは、腫瘍の数・発生率とも大幅に少なくなっている。「標準のエサ」群ではオスの62％、メスの29％にがんが発生したが「味噌入りエサ」群では、発生率がオスもメスも13％という低率だった。

がん細胞は増殖していくために自分専用の血管をつくって宿主（ホスト）の栄養を奪う。

がんになるとやせてくるのはそのためだが、味噌に含まれるゲニステイン（植物性イソフラボン）に、この血管形成を阻み、がんへの血流の流れを遮断する働きがあることがわかってきた。

ハーバードメディカルスクールのDr. Judah Folkmanは「（ゲニステインは）がん細胞のみを攻撃し、正常な細胞には影響を与えない、がん治療に理想的な物質である」と述べている。

日本、中国、シンガポールが合同で、伝統的な大豆食である味噌、豆腐、しょうゆ、テンペなどを盛んに食べている人たちに対する集団調査を行った結果、胃がん、乳がん、前立腺がん、腎臓がんになる率が低いことが確認されている。それらの伝統的な大豆食にも、伝統的な大豆食を食べている人たちの尿の中にも、ゲニステインが高い濃度で含まれていたという。

大豆が味噌として発酵する間に、脂質が分解されることでつくられる脂肪酸エチルエステルの抗変異原性も知られている。

変異原性とは、細胞に突然変異を起こさせる性質のことで、発がんにおけるイニシエーターの多くが変異原性物質である。放射性物質は代表的な変異原性物質であるといえるだろう。

抗変異原性物質は、変異原性物質の生成や活性を抑制する物質のことであり、1杯の味噌汁に含まれるわずかなエチルエステルでも、焼いた肉に含まれる変異原性を失効させる働きがあることが確認されている。

●良質なタンパク源、味噌

玄米菜食は玄米7割、そこに味噌汁と副菜を加える食事スタイルである。

玄米と味噌汁中心の食事というと、必ず、タンパク質は足りるのかという話になる。タンパク質というと肉や魚を思い出す人が多いだろうが、味噌のもとになる大豆はそれに負けないほどのタンパク源になる。

大豆は全体の35％がタンパク質であり、同じ量の肉や魚よりもタンパク質が多い高タンパク質食品だ。大豆100g中のタンパク質含有率は、牛肉や鶏肉の2～3倍になるほどだ。また、豆類の中で唯一、リジン、トリプトファン、バリン、ロイシン、フェニルアラニンといった必須アミノ酸9種すべてを含み、「畑の肉」と呼ばれるほどのアミノ酸組成をもっている理想的なタンパク源なのだ。

大豆の弱点は消化が悪いことだが、味噌になると話が違ってくる。

味噌をつくるために使われるこうじ菌には強いタンパク質分解力がある。そのため、大豆のタンパク質のおよそ60％を味噌の水分中に溶かし込み、およそ30％をアミノ酸に分解する。

味噌にすることで消化されにくい大豆は一転して消化吸収されやすい食べ物になり、

必須アミノ酸も体内に吸収されやすくなるのだ。

●味噌の機能性

被ばくというと、一般にがんや白血病、遺伝子の損傷といった影響を思い浮かべるが、それだけではない。

免疫系の弱体化による風邪やインフルエンザ、糖尿病、脳梗塞や心筋梗塞などの脳や心臓の血管障害も多くなっていく。放射性物質が影響を及ぼすのはまさに体全体といえる。

対症療法的な西洋医学は、病ひとつを改善するのにはよいが、放射性物質のように、体全体にインパクトを与えるものは苦手とする。

もちろん、味噌に劇的な効果を期待することはできない。しかし、おだやかながら以下のような効能があるとされている。

●疲労回復

●整腸・消化促進

●高血圧の予防
●脳の新陳代謝促進
●胃潰瘍・十二指腸潰瘍の防止
●老化防止
●肝硬変の予防
●骨粗鬆症の予防

注目したいのは、味噌には不飽和脂肪酸であるリノール酸やリノレン酸が多く、血中のコレステロール値を低下させてコレステロールが血管へ付着するのを防ぐことだ。リン脂質のひとつであるレシチンもコレステロールを除いて動脈硬化を防ぐ。

放射性物質の影響において、がんや白血病と並んで死につながっていく動脈硬化症や脳卒中、心筋梗塞などを予防する可能性が期待できるといえる。

●味噌の種類と食べ方

味噌には大きく分けて、米（玄米）味噌、麦味噌、豆味噌の3種類がある。

もっとも陽性なのは豆味噌で、米味噌、麦味噌の順に陰性化していく。

米、麦、豆のそれぞれの味噌の違いは、米こうじを使っているか、麦こうじを使っているか、豆こうじを使っているかの違いにある。

大豆をこうじにし、主原料も大豆という豆味噌は、赤褐色をした味が濃厚な味噌で、温める力が強い。そのため、寒い時期に向いている。

麦味噌は、大麦や裸麦をこうじにした麦こうじと大豆、塩でつくる。さらっとしたうまみがあって食べやすく、暑い時期に向いている。

豆味噌と麦味噌の中間に位置する米味噌は、年間を通じて食べやすい味噌である。

秋月医師は長くおいた古味噌（三年味噌など）の治療効果を認めていたが、食養の世界では、時間も食べ物を陽性化する要素と考える。そのため、陽性化された味噌という意味では、何年か置いた豆味噌がよいことになる。

しかし、豆味噌だけでつくる味噌汁は、真冬にはおいしいが、暖かくなるにつれて、食べるのに少し重たい感じがしてくる。

そんなときは、適度に麦味噌を加えていくようにする。このように、冬から春になるにつれて豆味噌に少しずつ麦味噌を加え、夏から涼しくなっていく時期には、同じ要領で、豆味噌を多くしていけばよいのだ。

食べやすい豆味噌と麦味噌の配合は、自分で探していけばよいが、からだを陽性化するという意味では、できるだけ豆味噌だけにするか、豆味噌の配合が高くなるようにしたい。もちろん、味噌を食べ続けることが大切なので、食べやすい米味噌を使い続けることも選択肢のひとつだ。

●朝は一杯のかんたん味噌汁から

食生活にもっと味噌を加えていきたくても、忙しくて味噌汁をつくる時間がない人も多いだろう。

そんな人は「かんたん味噌汁」にすればよい。

前の晩に水に昆布を沈めておいてだしを取り、翌朝、そのだしを温め、味噌を溶き入れて飲むだけだ。

次の「海藻」の章で詳しく述べるが、昆布には放射性物質を排出させるさまざまな作用がある。この「かんたん味噌汁」だけで、放射性物質の害をずいぶんと緩和することができる。

★かんたん味噌汁

材料（1人分）
根昆布水（つくり方はP47を参照）…250㎖
味噌…大さじ1

つくり方
1、根昆布水を温める。
2、1をカップに注ぎ、味噌を入れる。
※味噌の酵素が死なないよう、味噌はカップの中で溶きながらいただく。
※2に豆乳を加えてもおいしい。

「焼き味噌」は携帯用の味噌汁のもとで、1カップのお湯を注ぐだけで味噌汁になる。

長時間の携帯はできないが、オフィスや学校にもっていって手軽に味噌汁を飲むことができる。

★焼き味噌

材料（1人分）
豆味噌…20g
長ねぎ（白い部分・細かく刻む）…山盛り大さじ1
白切りごま…適量

つくり方
1、豆味噌と長ねぎ、白切りごまを混ぜ合わせ、手のひらでころがしながら丸く形をととのえる。
2、よく熱した焼き網に1をのせ、全体に焦げ目がつくまで焼く。

毎日少しずつ食べて体を陽性にするために使われてきたのが「鉄火味噌」だ。八丁味噌か古式醸造田舎味噌を使ってつくるものだが、豆味噌であればよいだろう。放射性物質の害をやわらげる、ごぼう、にんじん、れんこんが入っている。

ごぼう、にんじん、れんこんは食養の基本となる根菜類で、ごぼうには解毒・浄血作用、にんじんには造血作用、れんこんには呼吸器系の働きを助ける作用がある。

常備菜である「食養きんぴら（つくり方はP175を参照）」もこの三種の根菜を基本につくるものだ。

つくり方のコツは、弱火で、1時間を目安にじっくりと炒めることだ。強火で炒めると焦げておいしく仕上がらないので、休日などにつくろう。

★鉄火味噌

材料（つくりやすい分量）

ごぼう…30g

れんこん…30g

にんじん…30g
ひねしょうが…10g
ごま油…100㎖
味噌…400g

つくり方
1、ごぼう、れんこん、にんじん、ひねしょうがをみじん切りにする。
2、鍋でごま油を温め、ごぼうを入れてくさみがなくなるまで炒め、れんこん、にんじんの順に入れてよく混ぜて炒める。
3、2に味噌を入れてよく混ぜ合わせ、弱火で全体がぱらぱらのおから状になるまで焦がさないように炒める。ひねしょうがを加えてさらに炒める。

●味噌は手づくりで

ひと口に味噌といっても、脱脂大豆（大豆カス）や遺伝子組み換えが懸念される輸入大豆を原料に、いろいろな菌や添加物を入れたり熱を加えたりして短期間でつくってしまう「速醸味噌」も多い。そういった「速醸味噌」は、劣悪な品質を補うため、化学調味料、甘味料、着色料、防腐剤なども添加されている。

これでは、味噌本来の多様な機能性を期待することはむずかしく、放射性物質の害をやわらげるという意味でもあまり期待がもてない。

私たちは、これから長く放射性物質とつきあっていく運命にあるので、味噌は質のよいものを使いたい。

そういう意味では味噌は手づくりがいちばんで、大豆、こうじ、塩などの材料を信頼できる場所から調達して、ぜひ、自家製味噌をつくっていきたい。

およそ１３００年前に中国から伝来したとされる味噌は、日本人の食生活に欠かせない発酵調味料であり、手前味噌という言葉があるように、昔は家庭で手づくりするのが普通だった。

味噌の発酵熟成は、乳酸菌や酵母など約１６０種類の微生物の働きによって進むが、優勢な微生物は、地域や気候によって微妙に変化する。そのため、味や香りに変化が生まれ、唯一無二のオリジナル味噌をつくることができる。そのことが、信州味噌や仙台味噌、讃岐味噌など地方色豊かな味噌が生み出されてきた理由でもある。

巻末に玄米味噌（P188）と豆味噌（P192）のつくり方を示したので、ぜひトライしてほしい。豆味噌は本来、大豆を蒸してつぶし、豆こうじ菌をふりかけ塩を混ぜてつくるが、家庭でつくるには不向きなので、豆こうじと塩だけでつくる方法を紹介している。

❖海藻のミネラルが放射性物質の吸収を妨げる

●ミネラルの重要性

秋月医師は、味噌に加えて、昆布やわかめといった海藻類を食べることにも重きをおいたが、これからの食事にミネラルが大切なのは、あるミネラルが不足すると、そのミネラルに化学構造が似た放射性物質を吸収しやすくなるからだ。

たとえば、カリウムとセシウム、カルシウムとストロンチウムは化学的な構造が似ている。そのため、私たちの体は、カリウムが不足すると、セシウム１３７やセシウム１３４を吸収しやすくなる。

同じように、カルシウムが不足すると、ストロンチウム90やストロンチウム85を吸収しやすくなる。

しかし、逆もまた真なりで、カリウムやカルシウムが足りていれば、これらの放射性物質を吸収するリスクが少なくなるのだ。

●放射性ヨウ素の吸収を妨げる昆布

海藻は、昆布、わかめ、ひじきなどの褐藻類、青のりなどの緑藻類、テングサ、浅草ノリなどの紅藻類に分かれるが、放射性物質の排出のためにふだん使いしたいのは、海藻類の代表格である昆布だ。

昆布が放射性ヨウ素の吸収を阻害することを知っている人は多いと思うが、なぜ、昆布を食べると放射性ヨウ素を吸収しにくくなるのだろうか。

ヨウ素131などの放射性ヨウ素は、甲状腺や女性の乳腺に蓄積される。甲状腺は、甲状腺ホルモンをつくり出す器官であり、甲状腺ホルモンをつくるための主要な原料がヨウ素だ。そのため、私たちの体は、昆布などに含まれる自然由来のヨウ素を甲状腺に濃縮させて甲状腺ホルモンをつくってきた。

甲状腺ホルモンは自律神経や代謝をコントロールしているホルモンだ。心臓や血管の活動にかかわったり、体温を調節したり、新陳代謝をよくしたりする重要な働きをしていて、胎児や子どもにとっては、脳や体の発育・発達を促すための成長ホルモンでもある。

放射性ヨウ素は自然由来のヨウ素に近いかたちをしているので、肺胞や腸壁を通って血液に入ると、自然由来のヨウ素と同じように甲状腺に蓄積されていく。放射性ヨウ素が甲状腺に蓄積していくと、甲状腺組織が破壊されてホルモンがうまくつくり出せなくなる。そのため、大人だと基礎代謝が低下して疲れやすくなり、胎児や子どもだと成長に支障をきたす。

放射性ヨウ素によってさらに甲状腺組織の破壊が進むと、放射性物質による典型的な病気である甲状腺がんへ移行していく可能性が高くなる。

しかし、単純な話であるが、甲状腺に自然由来のヨウ素がじゅうぶんあると、私たちの体は、放射性ヨウ素を不要なものとしてあまり吸収しなくなる。そのため、体内に入って血流に乗っても、不要なものとして便や尿に混ぜて排出される可能性が高くなる。

このように、放射性ヨウ素の甲状腺への蓄積を避けるには、甲状腺におけるヨウ素レベルを上げることがいちばんであり、昆布は、自然由来のヨウ素を摂取するための理想的な供給源になる。食品中でヨウ素がもっとも多いのが昆布だからだ。

昆布はセシウムの排出にもよい。セシウムは筋肉や生殖腺に蓄積されやすい放射性物質で、ガンマ線、ベータ線による内部被ばくを起こし、白血病や不妊の原因になる。また、細胞内のミトコンドリアの機能を破壊するといわれている。ミトコンドリアの機能が破壊されると、毛細血管に悪影響を与え、心筋梗塞や脳梗塞、脳溢血やクモ膜下出血など血管系の病気につながっていく。

栄養素であるカリウムとセシウム134やセシウム137はかたちが似ている。そのため、体内にカリウムが少なくなると、セシウム134やセシウム137を吸収しやすくなることは述べたが、カリウムを食品中もっとも含んでいるのも昆布だ。それは、乾燥昆布100g中5300㎎にもなり、同量の乾燥大豆の2〜3倍になる。

●アルギン酸ナトリウムがストロンチウム90の吸収を阻害

昆布はストロンチウム90の吸収も阻害する。

骨に蓄積するストロンチウム90は体の中で半減するのに50年もかかる放射性物質で、骨の中で長期にわたってベータ線を出し続ける。造血器官に直接ベータ線を当てるので、生体へのダメージが大きく、白血病や骨肉腫、骨がん、ホジキンス病を引き起こす、毒性が高い放射性物質だ。

食べ物や飲み水に混じって体内に入っても、ストロンチウム90の大部分はそのまま排出されるが、骨組織に取り込まれて蓄積すると危険だ。

ストロンチウム90の吸収を阻害するのは、昆布に含まれるアルギン酸ナトリウムだ。昆布やわかめはぬるぬるする。このぬめりがアルギン酸ナトリウムで、食物繊維の一種だ。

カナダのモントリオールにあるマギル大学の Dr. Stanley Skoryna のチームによれば、多くの動物実験の結果、昆布に含まれるアルギン酸ナトリウムがストロンチウム90の吸収を50～83％まで阻害し、骨組織への蓄積を減少させたということだ。同じように、バリウム、カドミウム、鉛、水銀などの重金属にも結合し、体から排出させた結果を得ている。

また、昆布やわかめなどから抽出したアルギン酸ナトリウムを、ストロンチウム90とミネラルであるカルシウムといっしょにマウスに飲ませ、大腿骨におけるストロンチウム90とカルシウムの吸収率を測定した。

アルギン酸ナトリウムが、ストロンチウム90だけでなく、私たちの体にとって大切なカルシウムも阻害するかどうかを調べるためだ。

実験の結果、アルギン酸ナトリウムは選択的にストロンチウム90と結合し、その吸収を80％阻害する一方、カルシウムの吸収を阻害しないことがわかった。

ここらへんは自然の妙としかいいようがないものだ。

アルギン酸ナトリウムは食物繊維の一種なので、吸収されることなく腸管において機能する。そのため、新たに入ってくるストロンチウム90に対して有効だが、すでに骨に蓄積されたストロンチウム90には効かない。

今回の事故では、ストロンチウム90の環境への放出も確認されているので、できるだけ早く昆布を利用し始めることが大切だ。

●そのまま飲める、だしにもできる根昆布水

昆布の民間療法的な利用法としてよく知られているのは、高血圧や動脈硬化の予防で、古くから、日本各地で、昆布を小さく切ってひと晩水に浸し、翌朝これを飲む健康法が行われてきた。

普通の根布でもよいが、根布の根を使った根昆布水が理想的だ。根昆布にはほかの部分に比べ、有効成分が集中しているからだ。

「根昆布水」は、夜、昆布を浄水につけておいて翌朝飲んだり、味噌汁のだしにも利用できるものだ。

昆布だしというと、和食の基本では、煮立たせるな、すぐに昆布を引き上げろ、とハードルが高い。しかし、お吸い物をつくるのではなく、味噌汁なので、多少の昆布のくさみが出ても味噌がカバーしてくれる。

★根昆布水のつくり方

1、1000mlの広口瓶に浄水を入れる。

2、銀杏形をした根昆布1個を軽く水洗いする（とれただし汁を加熱する場合は表面を拭く程度でもよい）。

3、1の中に2を入れる。ひと晩冷蔵庫で抽出する。

※一日で使い切るなら、なんどでも、水を継ぎ足してよい。

※根昆布がない場合は、8cm四方の昆布を軽くふき、切れ目を入れて使う。

だしをとったあとの根昆布は、味噌汁の具にしたり、冷凍保存しておき、まとまったら昆布の佃煮にするとよい。食事ごとに少量ずつ食べるようにする。

★昆布としょうがの佃煮

材料（つくりやすい分量）
昆布（冷凍保存した根昆布を解凍したもの）…100g
水…1カップ
しょうが…20g
しょうゆ…大さじ5

つくり方
1、昆布は食べやすい大きさに切る。
2、しょうがは細いせん切りにする。

3、鍋にしょうゆを入れ、1を加え、しょうゆがなくなるまで弱火で煮つける。
4、3に水を加え、煮立つ直前にとろ火にし、昆布がやわらかくなるまで水を足しながら煮る。煮汁がなくなるまでゆっくりと煮つける。
5、昆布がやわらかくなったらしょうがを入れ、混ぜ合わせて火を止める。

●昆布のとりすぎには注意する

自然由来である海藻のヨウ素も、その過剰摂取は、甲状腺機能低下症、甲状腺腫、体重減少や頻脈、筋力低下につながることがある。そのため、昆布は、適量を摂取することが大切だ。

バセドウ病といった甲状腺の病気があるときや、腎不全などで腎機能が落ちている場合もカリウムをうまく排出できないのでとりすぎは禁物だ。

10センチ角の昆布1枚に含まれるヨウ素が16～18㎎になる。

その2枚を適量の水に浸して昆布だしと昆布本体の両方を同時に摂取すると約36mgになり、これは、緊急時に飲むヨウ素剤1錠分にほぼ相当するので覚えておくとよいだろう。

ちなみに、The U.S. Atomic Energy Commission（now the Nuclear Regulatory Commission）のガイドラインでは、一週間に2〜3オンス（55〜85g）の海藻を食べることを勧めている。

●「わかめ」の味噌汁には意味がある

過剰摂取に陥ることなく昆布を毎日欠かさず使うとなると、やはり味噌汁をつくるときのだし汁にするのがいちばんだろう。

味噌がいいといっても、味噌は塩分が多いので、しらずしらずのうちにナトリウム過多になる場合がある。

そのナトリウムとバランスをとるのがカリウムで、カリウムには体内から余分なナトリウムを排出する働きがある。

昆布にはカリウムが多いので、味噌によって塩分過多になるのを防いでくれる。味噌汁のだしを昆布だしにするのはとても理にかなっているのだ。

ストロンチウムを阻害するアルギン酸ナトリウムに注目すれば、それは、わかめにも含まれている。

秋月医師が使ったのも「わかめの味噌汁」だ。

わかめには、抗酸化作用にすぐれるカロテンが可食部100g中に930μg（マイクログラム）も含まれている。第二章で詳しく触れるが、放射性物質の害とは突き詰めれば活性酸素の害だ。カロテンは代表的な抗酸化物質なので、放射性物質による活性酸素の害を緩和してくれる。

同じく抗酸化物質であるビタミンCも野菜並みに含まれている。

わかめには水溶性食物繊維であるフコイダンも豊富だ。

そのフコイダンがナチュラルキラー細胞を活性化したというデータがある。

宝酒造のバイオ研究所と弘前大学医学部にある糖鎖研究所との共同研究で、ヒトの結腸がん細胞1万個を入れたシャーレに昆布のフコイダン溶液を注入したところ、24時間後にがん細胞が半分になり、72時間後にはほぼ消滅したということだ。一方、フコイダンを注入しないがん細胞は72時間後に10倍に増加したという。

味噌、昆布、わかめについて説明してきたが、以上のことを考え合わせると、昆布だしを使ったわかめの味噌汁は、放射性物質に対抗するための最高の食べ物になる。放射性物質を排出するだけでなく、放射性物質の影響による、がんや血管障害という致死的な病を回避できる可能性が出てくるからだ。

秋月医師が単なる味噌汁ではなく、「わかめの味噌汁」と指定したのには意味があったということだ。

★わかめの味噌汁

材料（2人分）
玉ねぎ…½個
干しわかめ…2g
油揚げ…½枚
味噌…30g

だし汁（昆布）…３６０㎖

つくり方

1、玉ねぎはくし切りにする。わかめは水でもどし、適当な長さに切る。油揚げは細切りにする。

2、鍋を熱し、油揚げを入れて空炒りにする。

3、2に玉ねぎを加え、油揚げから出た油を使って少し透明になるまで炒める。

4、だし汁を加え、煮立ったらわかめを加える。

5、お椀ふたつに4を分け入れ、味噌を半分ずつ加える。味噌を溶きながらいただく。

●ひじきの鉄分とカルシウム

海藻でもう一種類大切なのが、鉄分が豊富なひじきだ。ひじきは１００g中55㎎と、食品中で鉄分の含有量がもっとも多く、卵以上の鉄分が含まれている。

鉄は、放射性鉄やプルトニウムと化学的な構造が似ているので、鉄分の不足はこれらの放射性物質が沈着する可能性を高くする。主に肺胞から侵入するプルトニウムは体の中で鉄と同じように扱われ、鉄分が不足している骨や肝臓のタンパク質に結合する。

ひじきにはカルシウムも多い。カルシウムは100g中1400mgであり、同量の牛乳の12・7倍に達する。

鉄分やカルシウムが不足しないよう、ひじきも意識してとりたい海藻のひとつだ。ひじきには食物繊維も多く含まれているが、同じく食物繊維が豊富な食材の代表であるこんにゃくを合わせたのが「ひじきこんにゃく」だ。冷蔵庫で1週間の保存が可能なので、毎日、食べるのによい。

············

★ひじきこんにゃく

材料（つくりやすい分量）

ひじき…50g

············

こんにゃく…150g
ごま油…小さじ2
しょうゆ…大さじ3〜4と½
塩…適量
水…適量
つくり方
1、ボウルにひじきを入れ、たっぷりの水でもみ洗いし、ザルに上げて水気を切る。
2、こんにゃくを塩もみし、沸騰した湯で10分ほどゆでる。
3、2を4つに切ってから小口の薄切りにする。
4、鍋を温め3を入れ、強火で空炒りする。
5、4のこんにゃくを鍋端に寄せ、空いたところにごま油を入れ、油が温まったら洗ったひじきを入れて磯臭さが抜けるまで炒める。
6、5に水をひたひたまで加え、強火で煮、煮立ったら中火にしてふたをし、20分ほど煮込む。

7、ひじきがふくらんでやわらかくなったら、しょうゆ大さじ2を回し入れ、鍋を傾けながらしょうゆを全体にゆきわたらせる。
8、弱火にして煮込み、汁がほとんどなくなったら具を鍋の端に寄せ、残りのしょうゆを入れ、全体にからませて煮切る。

火山灰でできた日本の土壌にはもともとミネラルが少なく、日本人は一万年以上前から、そのミネラル不足を海藻で補ってきた。

たとえば、奈良時代から平安時代にかけても身近な食材であったらしく、「万葉集」には約90首もの歌がうたわれているほどだ。

原発事故のあと、日本人は、別の意味で、じゅうぶんなミネラルを必要とするようになっている。

その意味で、昆布、わかめ、ひじきはもっと見直すべき食品だと思う。

❖食養生の基本、玄米

●食養生の歴史は石塚左玄に始まる

秋月医師が学んだ日本の食養学の歴史は、明治時代の「食医」石塚左玄に始まる。石塚左玄の考え方の基本は「人類は穀食動物なり」という一言に集約されているといっていいだろう。

左玄は人間の歯の形状と下あごの構造からヒトが食べてきたものを推測した。虎などの肉食動物の歯は、主食である肉を食べやすいようにノコギリ形をしていて、下あごは上下に運動する。ヤギなどの草食動物の歯は、同じく主食である草を食みやすいようにヤスリ形をしていて、左右に運動する。

一方、人間の32本の歯は、そのうちの20本が臼歯で、下あごは、上下・前後・左右に動くようになっている。

臼歯の数や下あごの形状や構造は、穀物を噛んでこなすのに都合よくできている。

左玄は、このことから、人間が主食とすべきは穀物であるとし、32本のうち20本を占める臼歯の比率から主食である玄米を七割、副食を三割にし、それを腹八分目に食べるよう指導した。

また、肉や魚を食いちぎるための犬歯が4本しかないことから、過度の肉食や魚食を禁じている。

半搗き米や赤飯など、症状によって使う食材を変えたが、こうして、玄米中心の食事にさせることで、左玄は、西洋医学では治せない病気から多くの人々を救っていった。市ヶ谷にあった左玄の医院の門前にはいつも数十台の人力車がならび、縁日のように露店が出ていたという。

●噛むことの大切さ

玄米を食べるにあたって、左玄が重要視したのは「噛む」ことだ。

玄米をひと口100回、胃潰瘍などの場合には200回噛むようにさせ、徹底的にすりつぶすように指導した。

唾液にはでんぷんを分解する酵素が含まれているので、よく噛むことは胃腸の負担を軽くする。さらに、玄米の吸収率を高める。

また、噛むことは脳を心地よく刺激するので気持ちもゆったりと落ち着いてくる。そういった効果も治癒率を高めたと思われる。

●完璧な主食、玄米

今では玄米を食べている人も多く、玄米のよさも浸透しているが、一応、そのおさらいをしておこう。

炭水化物、タンパク質、脂質の三大栄養素がバランスよく含まれる玄米には、ビタミン、ミネラルも多く、栄養素の多様さで群を抜いている食品だ。

炭水化物が効率よく使われる特徴もある。

炭水化物が体内で燃焼するにはビタミンB1が必要で、ビタミンB1が少ないと、炭水化物をエネルギーに変換する働きが滞り、酸性老廃物が体内にあふれ、疲労の大きな原因になる。

玄米には、糖質の代謝に欠かせないビタミンB1が豊富だ。

ビタミンB1は水に溶けやすいので、白米をとぐと水に溶け出す。さらに炊くとそのほとんどが破壊されることが知られている。

玄米には白米の4倍のビタミンB_1が含まれていて、さらにそのビタミンB_1は糠の中に守られているので、洗っている間に溶け出ることはなく、加熱しても破壊されることが少ない。玄米にすることで疲れにくくなった、パワフルになったと感じる人が多くなるのはそのためだ。

また、動脈硬化を防ぐビタミンB_6、体内でビタミンCに変わるビタミンC前駆体、活性酸素に対抗する抗酸化物質であるビタミンEとセレニウムも含まれている。

玄米の欠点としては、必須アミノ酸であるリジンとスレオニンの量が少ないことだ。これは、味噌汁を副食にすることでクリアできる。豆の中で大豆は唯一、9種の必須アミノ酸すべてを含んでいて、玄米に不足するリジンとスレオニンが多いからだ。

そのため、玄米に味噌汁、そこにミネラルが豊富な海藻を加えた食のパターンは、「完全食」に近い理想的な食事になる。

食物連鎖において下位にある玄米は、生物濃縮という意味でも比較的安心できる。

しかし、放射性物質は糠に蓄積するので、白米のように外側をとがない玄米はかえって危険なものになりえる。

そのため、産地を確かめ、汚染されていない玄米を探す必要があるが、それは、ほかの食物と同じだ。

●放射性物質と結合するフィチン酸の働き

玄米には、放射性物質や重金属の金属イオンと結合して排出する働きがあるフィチン酸（イノシトール六リン酸）が多い。

しかし、その力を引き出すにはコツがある。

フィチン酸は土壌と植物の中だけにあり、ほとんどの穀類、ナッツ、豆類、油を搾る種子などに含まれている有機化合物だ。フィチン酸の含有量は、普通、種子全体の1〜1・5％程度なのだが、玄米には5〜14・5％も含まれている。ちなみに、大麦もフィチン酸の含有量が多い穀物である。

鉛、水銀、クロム、マンガンなどの重金属には、脂質を酸化させる性質があり、酸化させることで強力な活性酸素をつくってがんを発生させる。フィチン酸には、これら有害な重金属の金属イオンと結合して体内から排出する働きがある。

重金属と同じように、フィチン酸にはストロンチウムなどの放射性物質と結合して、体内から排出する働きがあることが確認されている。

玄米には食物繊維が豊富なので、便のカサが増して蠕動運動が活発になる。この点でも、放射性物質を含めた毒素が体内にとどまる時間を短くできる利点がある。

●フィチン酸の弊害

しかし、玄米に含まれるフィチン酸を働かせるにはあるプロセスが必要だ。

それが玄米を水に一定時間浸ける「浸水」だ。

かたい玄米を手軽に炊ける圧力鍋の普及で、今では、めんどうな「浸水」というひと手間を省く人が多くなっている。

そのことが、フィチン酸を生かせないだけでなく、長く玄米食を続ける上での弊害となることがある。

玄米食を続けることで、歯が悪くなった、骨が弱くなったと感じる人たちがいる。

もちろん、すべての人にその問題が起こるわけではないので、この事実は、長く見過ごされてきた。しかし、食養学の指導者にも、歯を無くしたり、骨折しやすくなったりする人が少なくないのが事実だ。

それはカルシウム不足によるものだ。

カルシウムは体内では合成されない必須ミネラルで、食物を通して外から摂取するしかない。歯や骨の成分になるカルシウムはもともと不足しやすいミネラルで、長く玄米食を続けることによって、その不足が顕著になることがあるのだ。

白米の2倍のカルシウムを含んでいる玄米だが、体内に吸収されるカルシウムは白米の⅓といわれている。つまり、玄米に含まれるカルシウム量の⅙しか吸収されていないということで、鉄、マグネシウム、亜鉛といった他のミネラルでも同じようなことが起こっている。

●玄米の力を最大限引き出すには？

なぜこのようなことが起こるかというと、玄米が、種子だからだ。

水に浸けておくと白米は腐るが玄米は発芽する。玄米は生きているのだ。

しかし、発芽段階では、まだ、土壌から栄養素を吸収する力がない。そのため、発芽と、生長の最初の段階で必要とする栄養素を種子内部に蓄えている。

その最初の段階で必要な栄養素であるリンを貯蔵しているのがフィチン酸だ。

さらに、フィチン酸は、カルシウム、マグネシウム、鉄、亜鉛などのミネラルと結合してフィチン酸塩をつくっている。このフィチン酸とミネラルの結合は、ただ玄米を炊いただけでは解けないほど強固なものになっている。

そのため、玄米の豊富なミネラルも体内を通過するだけで便といっしょに出てしまう可能性が高く、それがミネラル不足の原因になる。体がミネラルを吸収するのをフィチン酸が妨げているということだ。

玄米からフィチン酸を除くことで亜鉛で20％、マグネシウムで60％も吸収が増加したという報告があるほどだ。

そのままではどちらかといえば害が多いフィチン酸だが、玄米を発芽させると話が違ってくる。

発芽条件がととのうとフィターゼという酵素が働いて、フィチン酸とミネラルの結合が解かれ、蓄えられていたミネラルを利用して生長することができるようになるからだ。

この状態で食べるようにすれば、放射性物質と結合して体外に排出させるフィチン酸の働きをある程度残しつつ、私たちの体は玄米に含まれる豊富なカルシウム、マグネシウム、亜鉛、鉄などのミネラルを利用しやすくなる。

玄米の力を最大限引き出すには、浸水あるいは発芽させることで、フィチン酸とミネラルの結合を解く必要がどうしてもあるということだ。

●浸水する、発芽させる

玄米はかたいので、圧力鍋が使われるようになる前は、ひと晩、あるいは一昼夜、玄米を水に浸けることが常識だった。しかし、短時間で玄米をやわらかくできる圧力鍋の登場によって浸水時間が30分～1時間と極端に短くなり、あるいはまったく浸水しなくなってしまった。

圧力鍋で炊くと玄米はやわらかくなるが、フィチン酸とミネラルの結合は解けていない。

浸水を軽視する風潮は土鍋炊きや炊飯炊きでも同じで、土鍋炊きや炊飯炊きの場合は、浸水しないとやわらかくならないだけでなく不消化になる。そのため、玄米食にすることで胃腸を悪くする人が少なからずいる。

じゅうぶんに浸水する、あるいは発芽するくらい浸水すると、玄米は驚くほどやわらかくなる。とくに、発芽させるとほとんど白米と同じくらいやわらかくなるので、胃腸を悪くすることもない。

消化・吸収もよくなる。

種子が効率よく栄養素を利用できるように、発芽させると、分解酵素が働いて、でんぷんは単糖に、タンパク質はアミノ酸に、脂肪は脂肪酸に変化するからだ。分解プロセスがある程度進んでいるので、私たちが食べたときに消化・吸収しやすいものになっている。そのため、浸水・発芽させていない玄米以上の栄養価を得ることができるようになる。

昔は当たり前に行われていた「炊く前にはじゅうぶん浸水する」ひと手間には、玄米を炊きやすくするだけでなく、玄米という種子を活性化し、玄米の栄養素を最大限に引き出す意味があったのだ。浸水することで、はじめて玄米が生きるといっても過言ではない。

浸水時間はひと晩（8～12時間）といわれるが、水を変えながら24時間浸水させるのが理想だ。また、できれば実際に発芽させたほうがよい。巻末に玄米を発芽させる手順（P186）と発芽玄米の炊き方のコツ（P187）を示したので参考にしてほしい。

浸水の段階から玄米はどんどん水を吸う。そのため、浸水するにせよ発芽させるにせよ蒸留器や浄水器を通した水かミネラルウォーターなどの浄水を使うことが大切だ。

●季節を問わない健康飲料、玄米甘酒

フィチン酸は、発酵させることでも中和できる。

「玄米甘酒」は、玄米の栄養価を高めるすぐれた発酵技術であり、発酵させることで、玄米がもつ免疫力や肝機能を高める力が増す。さらに、腸内有用菌のエサとなる食物繊維とオリゴ糖が腸内環境をよくするが、その働きはヨーグルトに劣らないほどだ。

血圧を安定させ、消化や解毒を助ける作用もある。

これからの時代に、これほどの健康飲料は見当たらないかもしれない。

甘酒というと冬のイメージが強いが、食中毒を起こしにくくするため、江戸時代には夏の飲み物でもあった。一年を通じて飲める健康飲料なのだ。

普通は2～3倍の水を加え、軽く温めて飲む。こうじ菌や酵素が生きているので、軽く温めるくらいがよい。雑菌が繁殖しやすいので保存はしない。

★玄米甘酒

材料（つくりやすい分量）
玄米こうじ（乾燥）…1カップ
湯（40℃）…⅓カップ
炊いた玄米…2カップ
水…½カップ

つくり方
1、玄米こうじに湯を加えてほぐす。
2、鍋に炊いた玄米と水を入れ、数分煮てお粥をつくり、ボウルに移して50℃くらいまで冷ます。
3、2に、2〜3回に分けて1を加え、切るようにまんべんなく混ぜる。

4、炊飯器を「保温」にし、3を入れ、ふたを開けたままほこりが入らないようにふきんをかぶせ、50～60℃の状態で8～10時間おいて発酵させる。途中、何度か全体を混ぜる。

5、飯粒をつぶしたときに、透き通ったところがなくなり芯まで白くなると糖化終了。それ以前の、好みの甘さになった段階で炊飯器から取り出す。

※こうじを購入するときは、ひと粒割って中を確認する。芯が透き通っておらず、真ん中まで真っ白になっているのがよいこうじだ。また、こうじ菌は米の糖分を栄養にするので、炊くのは「うるち米」より「もち米」を使うほうが失敗が少ない。

※雑菌が混入しないように容器や道具はよく洗い、熱湯やアルコールで消毒する。

※50～60℃が糖化酵素の活動にもっとも適した温度で、温度が高すぎるとこうじ菌の活動が不活発になって糖化が進まない。また、温度が

・・・・・・・・・・・・・

低すぎると乳酸発酵が優勢になって酸味で味が損なわれ、雑菌が繁殖する。炊飯器の「保温」温度は調節できないので、事前に確認しておく必要がある。水を入れて「保温」スイッチを入れ、1時間後に温度を計り、50〜60℃近辺なら甘酒をつくるのに適している。

・・・・・・・・・・・・・

●玄米スープ。「液体では、まさる滋養物は無し」

「玄米スープ」をはじめ、食養には玄米を炒ってから使う方法も多く、これもフィチン酸の害を減らす方法である。小麦の例だが炒ることで40％までフィチン酸が減少する。

玄米スープは、石塚左玄が「液体では、まさる滋養物は無し」と言っていたもので、消化吸収されやすいので、無理なく玄米の栄養をとることができる。昔は、衰弱しきった重病人に飲ませて回復しなければ「寿命が尽きた」とあきらめたほどのものだ。内臓の調子をととのえ、体力を回復させる働きがあるので覚えておくとよいだろう。そのまま、または、好みで、自然塩、ごま塩、しょうゆなどを加えて飲む。冷蔵庫で2日間くらい保存できる。

★玄米スープ

材料（つくりやすい分量）

玄米（もち米かうるち米、あるいは半々で）…1カップ

水…5カップ

つくり方

1、玄米はかたく絞ったぬれぶきんでふいて汚れをとり、フライパンに入れ、中火よりやや弱火で、きつね色より少し黒くなるまで炒る。

2、鍋に1と水を入れ、沸騰させたのち、30～40分とろ火にかけて水分が1カップになるまで煮る。

3、2をザルでこす。そのままにしておくと玄米が水分を吸うので、必ずこすようにする。

玄米スープをつくるとまとまった量の実が残る。一度煮てあるので、そのまま粥にするとよい。

★玄米粥

材料（1人分）
玄米スープの実…½カップ
だし汁（昆布）…1と½カップ
自然塩…少々
梅干し…1個

つくり方
1、鍋に玄米スープの実、だし汁、自然塩を入れ、中火よりやや弱火にかける。

……

2、煮立ったら弱火にして自然塩で味をととのえ、火を止め、梅干しを添える。

……

❖塩の重要性、砂糖の害

●レントゲン・カーター

食養学では、塩と砂糖のとり方に注意する。

砂糖を陰性な食物を代表する極陰とし、塩を陽性な食物を代表する極陽としているからだ。どこまでも広がっていく原爆症を極陰と考えたのだろう、秋月は、その極陰とバランスをとるために「爆弾をうけた人には塩がいい」と、玄米飯にも塩を多くつけてにぎらせていた。

そして、『死の同心円』には、「食塩のナトリウムイオンは造血細胞に賦活力を与えるが、砂糖は造血細胞に対する毒素」だと書き残している。

また、同書には「夜、私は全身に叩かれるような疲労を感じた。一週間近く病院の庭でごろ寝し、診療に走りまわったせいばかりではない。なにかあると思ったとき、私はふと自分の症状がレントゲン・カーター（レントゲン宿酔）に酷似していることを自覚した」とある。

若いころ、放射線教室に勤務したとき、何度かレントゲン・カーターに苦しめられたことを思い出したのである。

レントゲン・カーターは連続してX線の深部治療をうけた患者に見られる症状で、吐き気や疲労感がその症状だ。

「私は想像と推理によってこれ（原爆症）を『レントゲン・カーター』に似たものと断定し、私がそれに苦しめられたとき、よく食塩水を飲んだことを思い出した。レントゲン・カーターの患者に、生理的食塩水より少し多く塩分を含んだ水を飲ませることは、レントゲン教室で働いている者の常識であった」

自然海塩には塩化ナトリウムだけでなく、塩化マグネシウム、塩化カリウムなどのほかに、カルシウム、亜鉛、鉄、マンガンなどが含まれている。

戦地で点滴に使うリンゲル液が足りなくなったとき、海水を薄めて点滴した。このように自然海塩にはミネラルバランスをととのえる働きがあるのだ。

た。

●「甘いものを避けろ。砂糖は絶対にいかんぞ」

秋月医師は、「甘いものを避けろ。砂糖は絶対にいかんぞ」と、砂糖の摂取を戒めた。

事実、勤務していた浦上第一病院（現・聖フランシスコ病院）よりも爆心地から遠い場所にあった大学病院では、砂糖、白米、精製した小麦粉という現代食を出していたために、白血病をはじめとする原爆症が増加していった。

健康のために砂糖の過剰摂取を避けるのは食養学の基本だが、西洋でも、砂糖の摂取が免疫系を抑制するという研究が栄養学の視点から進んだ。

免疫系とは、風邪やインフルエンザといった感染症、がんをはじめとする多くの病気を回避するために私たちの体を守るシステムで、脾臓、リンパ節とリンパ管、骨髄、胸腺、異なるタイプに分かれる白血球（免疫細胞）から成り立っている。

１９７３年、『American Journal of Clinical Nutrition』は、免疫細胞のひとつで有害バクテリアを食べる食細胞に、砂糖が悪影響を及ぼすことを発表している。

その後、栄養学者であるライナス・ポーリングが、白血球が働くにはビタミンCが必要であることを解明した。白血球の内側は外側と比べ50倍もの濃度のビタミンCを必要とし、ビタミンCが不足するとマクロファージ（大食細胞、白血球の一種）を不活性化するのだ。

　砂糖の影響力は顕著だ。砂糖を摂取してわずか30分で免疫系が抑制され始め、それが5時間も続く。ピーク時には、白血球が外敵を破壊し食べてしまう食作用が50％も減少するほどだ。

　同じように、ウイルスやバクテリア、がん細胞などを見つける抗体の産生も抑制されることがわかっているが、抗体の働きが悪くなれば、私たちの体は有害な異物を見つけ出すことができず、その増殖を許してしまう。

　なぜ砂糖が悪いかというと、糖とビタミンCが似たような化学的構造をもっているからだ。そのため、糖とビタミンCは白血球の細胞内に入っていくにあたって競合し合う。血液中に糖が多いとビタミンCが細胞内に入っていけなくなるのだ。

　グラム単位で大量消費される砂糖と比べ、ビタミンCはミリグラム単位で消費されるため、ビタミンCはいつも砂糖に負ける運命にある。

　がん細胞は通常の細胞よりも増殖するのが速くて多大なエネルギーを必要とするが、カロリーのかたまりのような砂糖は、そのかっこうのエネルギー源にもなる。砂糖は、心臓病、糖尿病になりやすくもする。

免疫系への悪影響は、砂糖（蔗糖）だけではなく、果糖でもハチミツでも見られるので注意を要する。

●砂糖中毒から抜け出るには

しかし、砂糖や甘いお菓子にはあらがいがたい魅力がある。

かくいう私も甘いものが好きで、ブラックコーヒーを飲みながら溶けそうに甘いケーキを食べるのが日課だった。毎日、その強烈な刺激に酔っていた。

そんな私にとって、玄米菜食の料理教室に通い始めてもっとも困ったのは、敵視に近いほど砂糖を禁じていたことだ。

料理教室だから、もちろんお菓子もつくる。しかし、「砂糖は口にしないように」と教えられ、お菓子といえば、拍子抜けするほど情けない甘さのお菓子ばかりだった。

砂糖に対する欲望はしばらくの間、禁断症状のように私を苦しめた。

しかし、玄米菜食に切り替え、食の嗜好がもっとも変わったのは、この甘さに対する感覚だろう。

砂糖は体内に入るとブドウ糖の形になってすばやく血流に乗る。急激に血糖値が上がり、その糖を代謝するためにインスリンが大量に分泌される。すると、今度は、急激に血糖値が下がる。

血糖値はある一定の範囲内でゆるやかに上下していることが大切だが、その上下幅が大きくなるわけだ。

そして、下がった底では猛烈に甘いものがほしくなる。

あまり知られていないが、この血糖値の上下を左右しているのが、日本人の場合は「白米ごはん」だ。

夜遅くまで仕事をして、帰ってビールを飲んで白米ごはんをドカ食いして寝てしまう。

血糖値が高くなったまま、その糖を消費せずに寝てしまう生活パターンが日本人の糖尿病人口の増加に関係しているという。

一方、玄米は血糖値の上昇がゆるやかなので、一定の幅の中で血糖値が上下している。玄米食をしばらく続けていると、砂糖の刺激があまり欲しくなくなっていった。

砂糖のストレートな甘さがいつしか過剰なものに感じられるようになっていったの

だ。

砂糖は地球上で最強のドラッグである、という話を聞いたことがある。やはりそれだけ魅力的だし、実際に砂糖をやめるのはむずかしいかもしれない。

今でもときどき砂糖入りのお菓子を食べるが、少しの量でじゅうぶんだし、食べた後、口の中に残る不快感がいやで、その量はとても少ない。

今では、あれほどの砂糖中毒から抜けることができたのは、毎日、玄米菜食を続けたことで味覚が変わったからだと思っている。

❖玄米菜食私論

●一人ひとりの体は違っている

世界にはさまざまな健康食がある。

この本に書かれていることも同じだが、ある健康食を実践する場合、自分の体を観察しながら、本当にこれでよいのか考える姿勢が必要だ。

その提唱者にとっては理想的な食事法だったとしても、別の人が実践した場合、同じようにベストかどうかはわからない。一人ひとりの体が違っているからだ。

ストイックに玄米菜食を実践した結果、私は身をもってその意味を体験することになった。

確かに劇的な排毒が起こって健康体になったが、ある時期から、強い炎症に悩まされるようになったのだ。そのため、炎症を和らげる手当て法である、しょうが湿布を施し、芋薬を貼る毎日になってしまった。

自分の体に何が起こったかしばらく理解できなかったが、そこには極端な玄米菜食が招く問題点が潜んでいた。

●炎症とは何か?

原発事故以来、痛みのほかに、せき、粘液(たん、鼻水)の増加といった、のどの不調を訴える人が多くなっている。

断定はできないが、風邪やインフルエンザ、花粉症の季節は過ぎているので、これらの症状は、放射性物質との関わりが強いと考えられる。

のどで起こっているのは炎症だ。

のどの痛み、せきや粘液の増加は、のどに付着した放射性物質や、放射性物質の影響によって生じた活性酸素や変異細胞を駆逐したり排出したりすることで、体をもとの状態に戻そうとしている免疫系の働きによって起こっている。

感染や刺激に対する免疫系の最初の反応が炎症で、有害なその原因が排除されると炎症が治まり、ダメージを受けた細胞は強力な酵素によって一掃され、新しい細胞と取り替えられる。

このように、炎症は悪いものではなく、治癒のための大切なプロセスだ。ところが、炎症が暴走したり慢性化したりするようになると問題が起こる。免疫系は異物を駆逐しようとするとき、活性酸素も使うので、異物の周辺組織にも炎症が拡大、活性酸素の発生を促すからだ。

一方、放射性物質の毒性の本質も、活性酸素を絶え間なく、そして大量に生み出すことにある。

放射性物質が生み出す活性酸素が炎症の原因になり、過剰な炎症が、さらなる活性酸素を生み出す悪循環に陥る。過剰に反応する炎症システムだと、問題がどんどん悪化していくのだ。

激しく反応しすぎない、また長引かない炎症システムを構築していくことが大切だ。

●現代人はなぜ炎症体質になったか？

現代人の体は、過剰な炎症、慢性化する炎症を起こしやすくなっている。

それは、脂質のとり方のバランスが崩れてしまっていることに原因がある。

体を動かすエネルギーになるほか、細胞膜やホルモン、胆汁の材料になる脂質は、体にとって大切な栄養素だ。

私たちの体の中で炎症をコントロールしているのはプロスタグランジンと呼ばれる物質で、プロスタグランジンも脂質からつくられている。

プロスタグランジンには、炎症を促すものと、炎症を抑制するものとがある。アクセルとブレーキのように、二者の間でバランスをとりながら炎症をコントロールしているのだ。

炎症を促すプロスタグランジンをつくる代表的な食物は、肉、乳製品、オメガ6系のリノール酸などで、炎症を抑制するプロスタグランジンをつくる代表的な食物は、魚類に含まれるＥＰＡとＤＨＡ、オメガ３系のアルファ・リノレン酸などだ。

現代人が炎症体質になったのは、炎症を促すプロスタグランジンをつくる肉、乳製品、リノール酸をとりすぎているからだ。

リノール酸は、ごま油、なたね油、ベニバナ油、コーン油、ベジタブルオイルなどに多く、加工食品に含まれているのもほとんどがリノール酸だ。

リノール酸は、家庭だけでなく、レストランで、さらにはコンビニ食にも使われていることになる。

これは、1960〜70年代にリノール酸をもっと摂取するよう政府が主導したことや、加工食品の割合が多くなったことが原因で、日本人は慢性的で過剰な炎症を起こしやすい体になっているといえる。

私がストイックに玄米菜食を実践していたときに使っていたのは、ごま油となたね油。肉も食べていなかったが、魚も食べていなかったので、今考えると見事にオメガ6系過多で、体が燃えるのは当然だ。

いろいろと調べて、アマニ油を飲むようにしたら、やや改善。さらに、質の良い魚油（タラの肝油）をそこに加えたところ、うそのように炎症がなくなった。

●オメガ6とオメガ3のバランスを

オメガ6系に代表されるリノール酸、オメガ3系に代表されるアルファ・リノレン酸は、体の中ではつくることができず、食品から摂取するしかない必須脂質酸だ。

そのバランスが炎症システムの質を決めるのであれば、食品の選び方次第で、炎症システムそのものを変えることができるということでもある。

もし、炎症体質になっているのであれば、アルファ・リノレン酸を多く含む、えごま油、アマニ油、くるみ、かぼちゃの種子、大豆、ＥＰＡやＤＨＡが豊富なサーモン、サバ、イワシなどの冷水魚を食べることで炎症が治まってくる。

完全に排除したいのはトランス脂肪酸だ。

トランス脂肪酸は、加工食品の保存期間を長くするために水素を加えた脂肪酸で、悪玉コレステロールを増加させ、心臓疾患のリスクを高めるものとして各国で禁止、あるいは禁止が検討されている脂肪酸である。

また、炎症を抑制するプロスタグランジンの生成を邪魔し、炎症を促すプロスタグランジンを刺激する。そのため、慢性的で過剰な炎症を導く大きな原因の一つになっている。

トランス脂肪酸は、サラダドレッシング、ショートニング、非乳製品クリーム、マーガリンのほか、市販のケーキやクッキー、ベジタブルオイルなどに隠れているので注意が必要だ。

●ビタミンDとカルシウム

魚を食べないことで不足が顕著になるビタミンもある。

それがビタミンDだ。

ビタミンDは、サバ、ニシン、イワシ、サケなど脂質が多い魚類に多く、牛乳や肉類のほか、穀物や野菜には、ごくわずか含まれているかまったく含まれていない。

ビタミンDというと、よく知られているのが、歯や骨への影響だ。

私たちの骨は、1年間にその20～40％が生まれ変わっている。ビタミンDはカルシウム濃度や骨密度の維持を司っているので、ビタミンD不足が続くと、歯を失ったり、骨粗しょう症を招いたりする原因になる。

海藻の項で述べたが、カルシウム不足はストロンチウム90の吸収を招く可能性が高くなるので、絶対に避けなければならない。

免疫系もビタミンDの影響を強く受けていることがわかっている。

ビタミンDが活性化すると免疫系に働きかけてhCAP－18という強力な抗菌物質をつくり出すからだ。

hCAP－18には、体に侵入しようとするウイルスやバクテリア、真菌類の細胞壁を破壊する働きがあり、体の最初の防御ラインのひとつとして機能している。

必要量のビタミンDが合成されていれば、病原体が近寄りにくくなるが、不足すると、感染症にかかりやすくなり、また、症状が重くなる。

ビタミンDを食べ物からとる場合の推奨量は、19〜50歳が200IUで、51〜70歳が400IU、71歳以上が600IUだ。
※IU＝international unit の略。国際単位という意味で生理的効果を示す。
ちなみに、魚類100gに含まれるビタミンDは200〜500IUで、中ぐらいのサケの切り身が、おおよそ100gになる。

●太陽とつきあうことの大切さ

魚を食べなくても効果的にビタミンDをとる方法が日光浴だ。

私たちの皮膚、とくに表皮にはビタミンDに変化する物質が含まれていて、紫外線に当たると大量のビタミンDを合成する。

真夏に全身で太陽を15〜20分間浴びると、肌が白い場合、一万IUものビタミンDが産生される。太陽光がいかに豊富なビタミンDの源泉であるかがわかるだろう。

抗生物質の登場で、結核は、先進国では少なくなった病だが、抗生物質がない時代の結核の唯一の治療法は、空気が澄んだ日差しがよい田舎で休息することだった。だれもその理由がわからなかったが、太陽の光が結核菌に働きかけることを体験的に知っていたのだ。

大人の帯状疱疹ウイルスが、実は水疱瘡ウイルスが再活動したものだということを発見した著名な伝染病学者、R・エドワード・シンプトン博士は、後年、インフルエンザ研究に没頭した。

インフルエンザは、赤道から離れた地域では冬に、熱帯では雨期に流行する。北半球では、冬に空気が乾燥すると、インフルエンザウイルスに感染しやすくなるといわれている。確かにそれも一因だが、それなら、熱帯で、湿気が多くなる雨期にインフルエンザが流行する理由がわからない。

さまざまな記録を検証した結果、博士は、冬や雨季に日が差さなくなると人々がウイルスの影響を受けやすくなることに気付く。そして、ビタミンD不足がインフルエンザ流行の主要な原因であるという興味深い結論にいたっている。

●効果的な日光浴を

日光浴を始めるとしたら、まずは、朝の光からがよいだろう。

朝のやわらかな光は、自律神経やホルモンのバランスをととのえる。太陽光に対する親和性を高めていくためにも、朝の散歩を習慣にするとよいだろう。

紫外線は地面で反射するので、日中、直射日光が当たらない場所で30分ほど過ごすのも、太陽とのおだやかな付き合い方だ。

朝の散歩で太陽光に肌をならしたあと、週3回の日光浴を10～15分することを目安にする。

浴びる時間は、年齢や肌の色、住んでいる場所の緯度や高度、季節などの要因で異なってくるが、肌の状態に合わせて時間を調節し、くれぐれも浴びすぎには注意する。

さらに、脱水症を防ぐため、水分補給を忘れないようにする。

放射性物質が怖いからと外出を控えて太陽光から遠ざかる、さらに魚を食べないとなると、完全にビタミンD不足に陥る。

窓のガラス越しでもよいから日光浴をすることが大切だ。

紫外線をカットするサンスクリーンは、塗るとビタミンDを合成できなくなる。ビタミンDを合成する働きは全身の皮膚にあるので、顔をはじめ、気になる場所はサンスクリーンで保護し、気にならない部分に光を当てるとよいだろう。

植物は、光合成を通じて、光のエネルギーを利用して生きている。私たちの体も、太陽光を皮膚に受けることで生命を守るビタミンDを産生する働きをつくり上げ、その機能を受け継いできた。

それは、生命の源泉である太陽を生活の中からシャットアウトしてはいけないということを意味しているのだろう。

●海のチェルノブイリ

明治から続く食養の世界で、魚をまったく食べなくなったのはごく最近のことで、それまでは、塩鮭の頭や背骨の昆布巻き、鰊と茄子の味噌煮、豆腐のどじょう鍋など、適度に魚を食べていた。

左玄は人間の歯の形状と下あごの構造から食養学を確立したが、ヒトには、上下のあごに、それぞれ一対、計4本の犬歯がある。

肉や魚をひきちぎる犬歯を無視するのはおかしいし、オメガ3やビタミンDの必要性から魚を食べることは栄養学的にも意味があるということだ。

しかし、福島第一原発事故は大変な問題を生み出している。

目まいがするほどの海洋汚染だ。

たとえば、２０１１年４月１日から６日にかけて２号機から排出された高濃度汚染水は４７００兆ベクレルで、これだけでも福島第一原発１〜６号機から１年間に放出が許容される保安規定に定める量の２万倍、さらに、４月４日〜10日にかけて５、６号機から排出された低濃度汚染水は１５００億ベクレル、５月10〜11日に３号機から排出された高濃度汚染水は20兆ベクレルで、その後も、海への汚染水流出が続き、「海のチェルノブイリ」と呼ばれるほどの事態になっている。

ストイックな玄米菜食をしていなくても、当分の間は魚介類を食べない選択をする人も多いだろう。

その場合は、今まで述べてきたように、アマニ油を飲んだり、かぼちゃの種子、くるみなどオメガ３系の脂質をとる必要がある。オメガ６とオメガ３のバランスをとるために推奨されているのは、毎日、アマニ油を大さじ１杯飲むことだ。

また、ビタミンD不足を回避するために、適度な日光浴が欠かせないということだ。

●水の重要性

放射性物質による水の汚染は本当に深刻だ。

水は循環している。海から蒸発した水は雨や雪になって陸地に降り注ぎ、その水が作物を育てたり、私たちの飲み水になる。

私たちの体の⅔は水でできている。細胞内部も、その細胞が浮かんでいる細胞間液も、血液、リンパ液、消化液をつくるのにも水を必要とする。脳を守っているのも水だ。

排毒にも水が欠かせない。

細胞は日々新陳代謝を繰り返し、そのプロセスにおいて毒素や老廃物を生み出している。

適切な量の水がそこにないと新陳代謝が悪くなり、ひいては、毒素や古い細胞の除去が滞る。

放射性物質の一部は尿に混ぜて排出されているが、その尿をつくるのにも水が欠かせない。そのため、体内に水が少なくなると、細胞膜や神経組織、免疫系にダメージを与える有害物質を血液中に蓄積させることにつながっていく。

炭水化物、タンパク質、脂質を三大栄養素という。しかし、水はそれにも増して重要な栄養素だといっていい。三大栄養素がなくても人間はしばらく生きていられるが、水がないと数日間で死に至るのは、それほど、水が体にとって大きな意味をもっているからだ。

●きれいな水をじゅうぶんに

飲む水の量が多すぎると体を冷やしたり、消化液を薄めて消化を悪くするので、水の飲み過ぎは確かによくない。

しかし、一日2ℓの水分は最低でも必要だ。

水が体内で滞るのが気になるようなら、利尿をよくするスギナ茶などの薬草茶を飲むようにする。体内に水分が多ければ排出し、少なければ保持する「利水作用」があるハトムギ茶でもよいだろう。

飲むのは、蒸留器や浄水器を通した水、あるいは、ミネラルウォーターにする。

理想的なのは、蒸留器で蒸留水をつくることで、ほとんどといっていいほどの混入物質、汚染物質を水から除去でき、放射性物質も高い確率で除去することができる。

蒸留器の弱点は、値段が高いこと、電気代がかかること、蒸留するのに時間がかかることだ。

フィルター式なら、逆浸透式がよいだろう。同じく高い確率で放射性物質を除去できるが、浄水を得るのに時間がかかり、水を無駄にする欠点がある。

気をつけたいのは、蒸留器や除去率が高い浄水器は微量ミネラルも除去してしまうことだ。その害を防ぐには、微量ミネラルが含まれている自然塩を料理に使って補うようにすることだ。

また、毎日、寝る前と起きてすぐに白湯を飲むよう習慣づけると効果的だ。

消化などの作業がなくなる睡眠中、体は、細胞や組織の修復と体内浄化に専念する。そのときに出てくる毒素や老廃物を排出するには水が必要なので、寝る前、さらに、起きてすぐに水を飲むことが、毒素や老廃物の排出を促すからだ。

第二章
放射線の害には、抗酸化物質を

●内部被ばくで何が起こる？

生活の場に拡散した放射性物質は、空気や水、食べ物を通して、いやおうなしに私たちの体に侵入してくる。

体の中に放射性物質が居座ったときになにが起こるか、そして、避けられないその内部被ばくにどう対処したらよいかが、この章のテーマだ。

怪獣映画『ゴジラ』は、１９５４年にビキニ島の核実験で被ばくした第五福竜丸事件をきっかけに製作された映画で、大量の放射線を浴びた爬虫類が突然変異によって巨大化し、「核の申し子」ゴジラになるストーリーだ。

このように、放射性物質というと突然変異を引き起こすイメージが強いが、なぜ突然変異が起こるのか？

それは、放射性物質から放出された放射線が、生命の設計図であるDNAを破壊したり、そこに刻まれた遺伝情報を狂わせたりするからだ。しかし、映画に描かれた興味深い世界にはほど遠く、放射性物質は、私たちの生命を正面から脅かすきわめておそろしい物質なのである。

●分子切断と活性酸素

DNAを破壊したり、遺伝情報を狂わせたりするのは、放射線による分子切断と活性酸素の発生が原因になっている。

セシウム137やストロンチウム90、プルトニウム239などの放射性物質は不安定な物質で、こわれて変化しながら、最終的に安定した物質になっていく性質がある。

放射性物質は、こわれるとき、過剰なエネルギーを放出する。これが放射線だ。

この放射線が私たちの体に当たるとなにが起こるのか？

私たちの体は細胞でできていて、細胞は分子の集まりでできている。さらにその分子は原子の集まりでできている。

原子には原子核があって、そのまわりの何重かの軌道を電子がペアになって回っている。

放射線は、放射性物質という銃から発射される弾丸のようなもので、その弾丸は、通り道にある原子に含まれる電子を弾き飛ばしながらエネルギーを失っていく。

電子は分子を構成する原子同士をつないでいるので、電子がなくなると結合が切れて分子切断が起こる。まとまって機能していた分子が機能しなくなるのだ。

放射線によって原子から弾き飛ばされた電子は、外部にあるたくさんの分子にぶつかってエネルギーを与えていく。弾き飛ばされた電子からエネルギーを受け取った分子からも、電子が飛び出し、その現象が連鎖的に続いていく。

電子を失うのは酸化と呼ばれる化学反応だ。

健康のために酸化を避けよう、というときに使われるあの「酸化」である。

生体的に見ると、放射線はとてつもないエネルギーをもっている。そのため、私たちの体の中ではすさまじい酸化が起こることになる。

放射線によって電子をなくした原子や分子にも変化が起こる。

本来はペアであった一方の電子をなくした原子や分子を*フリーラジカルと呼ぶのだが、フリーラジカルは失った電子をとり戻そうと近くにあるほかの原子から電子を奪うようになるのだ。

放射線は水分子にも作用し、糖質、タンパク質、脂質などありとあらゆる物質と反応するヒドロキシラジカルという最強の活性酸素をつくり出す。

私たちの体の大部分は水でできている。

そのため、放射線は最強のヒドロキシラジカルの大量発生を促す。これが放射線がつくり出す毒性の大きな部分を占めている。

活性酸素によって電子を奪われた細胞は機能が低下し、器官や組織の機能不全につながっていく。

また、細胞を守っている細胞膜にも穴をあけてダメージを与える。細胞膜の主成分は不飽和脂肪酸だが、活性酸素に攻撃されると、がんの原因になる過酸化脂質に変化する。

このように、放射線は、直接的に分子を切断して生体を傷つける、また、膨大な量の活性酸素をつくり出すことで間接的に生体を傷つけるという、ふたつのパターンで私たちの体に害を及ぼす。

＊フリーラジカルとは、不対電子（ペアでない電子）をもつ原子や分子をさす。活性酸素は、酸素が化学的に活性したものをさし、酸素原子を必ず含んでいる。両者とも強い酸化力をもつ。フリーラジカルかつ活性酸素であるもの、単なるフリーラジカル、単なる活性酸素がある。たとえば水分子からできるヒドロキシルラジカルはフリーラジカルでもあり活性酸素でもある。のちに出てくる一重項酸素は活性酸素だがフリーラジカルではない。

●放射線とＤＮＡ

ＤＮＡは細胞や体の設計図であり、生命の司令塔でもある。

私たちが私たちでいられるのはＤＮＡに書き込まれた遺伝情報のおかげだ。

細胞はＤＮＡに刻まれた遺伝情報から必要な情報を読み出して、傷ついた細胞を治したり、古くなった細胞を新しい細胞に取り替えたりしている。

ＤＮＡは、親から子、子から孫へと遺伝情報を次世代に伝える担い手でもある。

このようにＤＮＡは「私」の本質ともいえるものだが、このＤＮＡが放射線の標的になりやすい。それはＤＮＡが細胞内で最大の分子であるからで、単純に、放射線に当たる確率が高く分子切断も起こりやすいからだ。

また、細胞内の水から生じた活性酸素ヒドロキシラジカルによってもＤＮＡは傷つけられる。

しかし、傷つけられても、ＤＮＡにはそれを修復する能力が備わっている。切断されたＤＮＡを再結合したり、自らを修理したりする能力が備わっているのだ。

ところが、大量に放射線を浴びると、たくさんのＤＮＡが切断される。そのため、再結合するときに相手を間違えて異常なＤＮＡが生まれやすくなる。活性酸素の大量発生によって、修復ミスも多くなっていく。

ＤＮＡの損傷や修復ミスで起こるのが突然変異で、がんをはじめさまざまな病気につながっていく。

●アルファ線、ベータ線、ガンマ線

外部被ばくは、体の外にある放射性物質によって被ばくすることだが、その外部被ばくは主にガンマ線によって起こる。

ガンマ線は、ふだん見ている可視光や、赤外線、紫外線と同じ電磁波の仲間で、それらより波長が短く、振動数が大きい光の塊だ。

ガンマ線は私たちの体を貫いてしまうほど高エネルギーで、体のところどころで原子をイオン化*して体外に抜けていく。

しかし、場所的にも時間的にも疎らなイオン化なので、ガンマ線を大量に浴びさえしなければ、修復機能によって修復される可能性が高い。

一方、内部被ばくは、呼吸や、食べ物、飲み物を通じて放射性物質を体内に取り込むことで起こる被ばくで、沈着した場所を中心に高密度、さらに、長期にわたる被ばくを起こす。

内部被ばくの主役はアルファ線とベータ線だ。

アルファ線は中性子2個と陽子2個からできていて飛距離は30～40㎛（マイクロメ

ートル）しかない。

30～40㎛といえば細胞3～4個分の距離であり、膨大なエネルギーをもっているアルファ線は、そのわずかな距離にある原子を高密度にイオン化しながらエネルギーを失っていくことになる。そのため、たくさんの分子切断が起こり、大量の活性酸素を発生させる。

一方、ベータ線は電子からできていて、その飛距離は数㎜だ。

ベータ線もアルファ線と同じように通り道にある電子を弾き飛ばし、活性酸素を発生させながら進んでいく。

アルファ線とベータ線の被ばくが長期にわたるのは、体を通りぬけて行く外部被ばくと違い、体内に沈着した放射性物質は、その放射性物質が安定するまで継続的に放射線を出すからだ。

それは、絨毯爆撃が長期間行われるようなもので、そのため、修復が間に合わなくなる。

細胞分裂の速度が速い細胞では、とくにそれが顕著だ。

たとえば造血組織である骨髄だ。

赤血球や白血球をどんどんつくる骨髄における細胞分裂の速度は速い。そのため、DNAに傷がついたとき、修復される前に、細胞が複製される可能性が高くなる。ストロンチウム90が骨髄に沈着した場合、被ばくによって骨髄の働きが抑制され、貧血や免疫力の低下が起こる。それが続くと血液のがんである白血病につながっていくが、それは、細胞分裂が速い細胞に対して、高密度の被ばくが長期にわたって行われるからだ。

＊原子はプラスとマイナスがつりあってバランスしているため、電子を失った原子はプラスに帯電する。このプラスやマイナスに帯電した原子のことをイオンと呼ぶ。

●あらゆる病気につながっていく活性酸素

チェルノブイリ事故が起こったウクライナで土壌改良事業に携わった河田昌東氏によれば、現地では、がんや白血病よりも、内部被ばくによる心臓病や脳血管疾患である、心筋梗塞、脳梗塞、脳溢血、クモ膜下出血が多いという。

活性酸素が動脈硬化につながるのは、活性酸素によって血液中のＬＤＬ、いわゆる悪玉コレステロールが酸化されるからだ。

悪玉コレステロールは、活性酸素によって酸化されない限り、さほどの害はない。

活性酸素によってLDLが酸化LDLになり、それをマクロファージ（大食細胞、白血球の一種）が食べてふくれあがることで、血管内腔が狭くなっていく。

これがアテローム性動脈硬化症で、動脈がもろくなったり破れたりすることが、脳や心臓で起こるようになるのだ。

免疫細胞も活性酸素の犠牲になる。

免疫細胞は活性酸素をあさって食べるが、活性酸素が多くなり、その攻撃が続くと、免疫細胞の細胞膜やDNAもダメージを受ける。

外界から体を守っている免疫システムが機能しなくなるだけでなく、異物と自己の区別がつかなくなって健康な組織を攻撃し始め、リウマチなどの自己免疫疾患につながっていく。

病気の90％は活性酸素によって起こるといわれているが、放射性物質は、私たちの体に強烈な酸化作用を起こす。

そのため、ほかにも、腎臓病、膵臓炎、肝機能障害、胃腸炎、アルツハイマー病、パーキンソン病、関節炎や関節疾患、糖尿病、白内障、老化などありとあらゆる病気の原因になっていくのだ。

●活性酸素には抗酸化物質を

このように、放射線による害とは、分子切断と活性酸素の発生を意味している。

分子切断にはなすすべがないが、活性酸素の発生には、活性酸素を破壊したり、電子を渡して安定化させたり、結合して安全な物質に変化させる抗酸化物質をとることで対抗できる。

ＤＮＡへのダメージという点からいえば、大量の放射線を外部被ばくしない限り、分子切断よりも、活性酸素によるもののほうが大きいことがわかっているので、抗酸化物質をとることがきわめて重要になってくる。

抗酸化物質が、放射線によるＤＮＡの破壊を少なくした報告がある。

トロント大学の研究者がボランティアの血液サンプルを摂取し、配合した抗酸化物質の投与のあるなしでのＤＮＡのらせん構造の修復率を観察したものだ。２０１１年、シカゴで開催されたインターベンショナルラジオロジー学会での報告だ。

放射線を受けてダメージを受けると、DNAはある種のタンパク質複合体によって修復されるのだが、抗酸化物質を加えた血液は、タンパク質複合体の量が普通の血液よりも50％少なかったのだ。

それは、放射線によるDNAのダメージを抗酸化物質が少なくしたことを意味している。

●抗酸化作用がある栄養素

抗酸化作用が期待できるのは、ビタミンA、β-カロテン、ビタミンC、ビタミンE、ビタミンB6、ビタミンD、亜鉛、セレニウムなどの栄養素だ。順に見てゆこう。

ビタミンA、β-カロテン

抗酸化物質の代表といえばビタミンAとβ-カロテンで、活性酸素の連鎖反応を中断し、DNAの損傷を防ぐ。

とくに毒性の高い活性酸素であるヒドロキシラジカルや一重項酸素を消去する働きがある。

アルバートアインシュタイン医学大学のEli Seifter博士は、1984年、β‐カロテンとビタミンAが、局所と全身のガンマ線の影響を弱めると報告している。胸腺と脾臓の委縮、副腎の肥大を防ぎ、胃腸の潰瘍、赤血球と白血球形成の異常な減少を抑える働きがあるとしている。

β‐カロテンとビタミンAには、急性放射線障害で起こる皮膚や粘膜の障害、下痢や潰瘍を防ぐ効果も認められている。DNA損傷を著しく少なくすることもわかっている。

また、ビタミンAを過不足なく摂取していれば、肺がん、胃がん、大腸がん、食道がんをはじめとして多くのがんの予防に効果がある。

β‐カロテンはビタミンAの前駆体で、体内で分解されてビタミンAを生成するが、ビタミンAにならなかったβ‐カロテンは主に肝臓に貯蔵され、必要に応じてビタミンAに変わって働く。

β‐カロテンが多く含まれているのは、青ジソ、モロヘイヤ、にんじん、パセリ、アシタバ、春菊、かぼちゃ、大根葉などだ。

ビタミンC

強力な抗酸化物質で、親水性があるので、体液における活性酸素を消去していく。水分子が活性酸素化するヒドロキシラジカルに対抗してくれるのだ。

培養された細胞での研究では、放射線を浴びる前にビタミンCが与えられると活性酸素の数が少なくなること、また、放射線を浴びた20時間後にビタミンCが与えられた場合でも活性酸素による細胞の変異を減少させることが確認されている。

健康な免疫システムを維持するのにも不可欠で、抗がん作用があるインターフェロンの体内合成を促し、免疫細胞であるマクロファージも活性化する。ビタミンEなどほかの抗酸化物質を活性化する働きもある。

ビタミンCが多く含まれているのは、芽キャベツ、ピーマン、ブロッコリー、菜の花、カリフラワー、レモン、甘柿、キウイ、いちごなどだ。

ビタミンE

細胞は細胞膜という薄い膜によって守られているが、細胞膜の主成分は活性酸素の影響を受けやすい脂質でできている。

脂質は酸化すると過酸化脂質に変化し、過酸化脂質は連鎖的な酸化反応を起こすので細胞膜が弱くなり、内部のＤＮＡが傷つきやすくなる。

細胞膜に生じた活性酸素を消去する働きがあるのがビタミンＥだ。

脂溶性であるビタミンＥは細胞膜の脂質と親和性があり、発生した過酸化脂質を消し、細胞膜における脂質の酸化を防ぐ。

ガンマ線をマウスに全身照射した研究では、骨髄における染色体の破壊を、ビタミンＣとビタミンＥが少なくする可能性があることが確認されている。

ビタミンＥが多く含まれているのは、ひまわり油、アーモンド、かぼちゃ、抹茶などだ。

ビタミンB_6

免疫機能の働きを助け、粘膜の健康を維持する。気道、呼吸器官に自然なバリアをつくる。アボカド、ナッツ類、バナナ、さつま芋などに豊富だ。

ビタミンＤ

放射線によってＤＮＡに修復できないほどのエラーが生じたとき、細胞は自ら死ぬことで、変異細胞にならないようプログラムされている。それはアポトーシスという機能だが、ビタミンＤにはそのアポトーシスを促す働きがある。また、ＤＮＡの修復そのものを助ける働きもある（ビタミンＤのとり方についてはＰ86～を参照）。

亜鉛

活性酸素除去酵素であるＳＯＤ（スーパーオキシドディスムターゼ）の構成成分であり、ビタミンＥと同じように脂質の酸化を防ぐ。ビタミンＡの吸収、血液中のビタミンＥレベルの維持にも欠かせない。

セレニウム

過酸化水素を無毒化する抗酸化酵素に欠かせない材料だ。発がん物質の活性化を阻害する働きもあり、血液中のセレニウムが少ないとがんの発生率が高まることが確認されている。

また、ビタミンＥの吸収率を上げる働きがある。

小麦胚芽、ごま、にんにく、ナッツ類、玄米などに含まれている。

●活性酸素の害をやわらげる食品

最初に、酸化しにくい体をつくるコツをお伝えしたい。

気をつけたいのは、過度の脂質の摂取を避けることだ。

総カロリーの10％以上が脂質になると、活性酸素が劇的に増加するが、それは、脂質には、活性酸素によって簡単に酸化する性質があるからだ。また、脂質の摂取量が増えると、悪玉コレステロールＬＤＬを増加させ、心臓病や脳血管障害につながっていく。

加工されていたり、保存料を添加されていたり、農薬や殺虫剤が蓄積した食物も活性酸素を増やすため、オーガニックの穀物、野菜、果実をできるだけ選ぶようにする。

オーガニックフードには、活性酸素の発生を予防するカロテン、ビタミンＣ、ビタミンＥ、セレニウムなどがオーガニックでない食物と比べて多く含まれている。

トランス脂肪酸、砂糖、カフェイン、アルコールも活性酸素を増やすので摂取量を少なくしたい。

アブラナ科野菜

チンゲン菜、ケール、ブロッコリー、キャベツ、カリフラワー、カラシナ、芽キャベツ、大根、カブは、β-カロテンとビタミンCが豊富で活性酸素の発生を抑制する働きがある。肝臓の解毒を促す酵素を活性化させ、免疫系におけるメッセンジャーであるサイトカインを調整するフラボノイドも多い。

大根には、腫瘍やがんの発生を高める動物性タンパク質の毒素を排除する働きがある。芽キャベツにはβ-カロテンだけでなくビタミンCも多く含まれ、そのビタミンCはレモンの2倍に相当し、熱に強い特徴がある。

アブラナ科野菜は、セシウムなどの放射性物質が吸収されやすいので、産地を吟味する必要がある。

かぼちゃ

β-カロテンが多いかぼちゃは、抗酸化物質が豊富な食物の代表である。ビタミンCや食物繊維など、がんを予防する物質も豊富だ。

かぼちゃのワタには果肉の5倍ものカロテンが含まれているので捨てないで食べるようにする。

にんじん

単位あたりのカロテン量が、青ジソに次ぐ。青ジソと違ってさまざまな料理に使えるため、すぐれたカロテン補給源になる。ビタミンCと食物繊維も豊富だ。

にんじんのカロテンは、油と一緒に調理するとその吸収率が6～9倍にアップする。生のにんじんには、腸管を掃除し、毒素や発がん物質と結合して外に出す働きがある。

ごぼう

強力な抗酸化物質で、数種類の活性酸素を排除する力がある。また、加熱しても抗酸化力が衰えない特徴がある。豊富な食物繊維が大腸の働きを促して便秘を防ぎ、乳酸菌の活動を促進させることで腸内環境をととのえる。

トマト

赤い色はカロテノイドのひとつであるリコピンの色で、強い抗酸化作用がある。ビタミンCとEが多いので皮膚や粘膜などの上皮細胞を健全に保ち、細胞の酸化を防ぐ。リコピンは、パパイヤ、スイカにも多い。

にんにく

にんにくの臭い成分である硫化アリルには強い抗酸化作用がある。ビタミンA、Cのほかに、強力な抗酸化物質であるセレニウムが豊富。脂質が酸化するのを防ぎ、過酸化水素などの活性酸素を無毒化する。

骨髄の細胞を守って、白血病や貧血を防ぐほか、マクロファージ、ヘルパーT細胞、キラーT細胞などの免疫細胞を活性化する。

重金属を排出するゲルマニウムも含んでいる。

玉ねぎ

放射性物質と結合して不活化するシステインが多い。システインは、肝臓と腎臓の解毒を助けることでも知られている。

切ると目にしみる刺激物質は硫化アリルで強い抗酸化作用がある。がんの予防によいセレニウムも多い。
にんにくと効能が似ているが、にんにくより多量に食べることができる利点がある。1日1個の玉ねぎががんの予防によいといわれている。

ピーマン

ビタミンCが豊富で、ピーマンのビタミンCには壊れにくい特徴がある。大きめのピーマン1個はレモン1個分に相当。β－カロテンも豊富だ。

青ジソ

にんじんやパセリよりもβ－カロテンの含有量が多い。ビタミンCも豊富だ。免疫調整機能も知られている。

さつま芋

過酸化脂質の発生を抑制するビタミンEを玄米の2倍含んでいる。わかめに匹敵するほどのビタミンCを含み、さらに、熱に強い特徴がある。食物繊維であるセルロースやヤラピンが豊富で、がん予防に適している。

大豆・大豆製品

イソフラボンに抗酸化作用があり、発がん酵素であるチロシンキナーゼも抑制する。大豆サポニン（DDMPサポニン）には活性酸素を除去する働きがあり、とくに脂質の酸化を防ぐのによい。

そば

抗酸化作用にすぐれたポリフェノールの仲間であるルチンが豊富。毛細血管壁を強くして心臓病や脳血管疾患を予防する。骨髄の働きも刺激する。

りんご

ペクチンが豊富。ペクチンは、アルギン酸ナトリウムと同じように、放射性物質と結合し、体から排出する働きがある。とくにストロンチウム90の排出に役立つ。ペクチンはオレンジなどの柑橘類にも多く含まれている。

しょうが

テルペン、フェノールに抗酸化作用がある。骨髄を保護し、血液細胞の形成を促すほか、ＤＮＡのタンパク質合成を促す。

放射線治療を受けているとき、放射線によるダメージをやわらげ、回復を早める働きが知られている。

ごま

ビタミンＥの中でも、とくに抗酸化力が強いγ－トコフェノール、活性酸素を排出する体内酵素であるＳＯＤと同じような働きをするゴマリグナンを含んでいる。セレニウムも豊富。

緑茶

抗酸化力にすぐれている。カテキンに、放射性物質を吸収して体内から排出する働きがある。そのまま飲むものなので、できるだけ南の産地を選び、中国茶のように最初の一杯は捨てるとよい。

第三章
代謝をよくして放射性物質の排出を早めるには？

●生物学的半減期を短くする

この章では、代謝をよくすることで、体に入った放射性物質をできるだけ早く排出するための方法をお伝えする。

いわゆるデトックスだが、体調がよくなるだけでなく、気持ちがよいものなので、ぜひ実行してもらいたい。

放射性物質が半減する期間には、物理学的半減期のほかに生物学的半減期がある。

物理学的半減期は、原子核が崩壊して原子の数が半分になるまでの平均的な時間をいい、生物学的半減期は、体内にとり込まれた放射性物質が、代謝によって体外に排出されて半分になるまでの時間をいう。

たとえばセシウム137の場合、物理学的半減期は30・1年間と長いが、生物学的半減期は70日であるといわれている。しかし、100〜200日とする研究者も多い。体内にセシウム137がとりこまれたとしても、30・1年間ずっと放射線を出し続けるわけではないし、代謝には個人差があるため、代謝のよしあしで、生物学的半減期が変化すると考えてよいだろう。

その代謝を左右するのが解毒機能だ。

空気や水を通じて侵入する異物、あるいは代謝によって生じた老廃物を無毒化したり体外に排出しているのが解毒機能で、解毒機能が弱まると代謝が悪くなる。

解毒機能を担っているのは、主に、肝臓、腎臓、リンパ系などだ。

ダメージが大きくなるまで不調を自覚することがない「沈黙の臓器」肝臓、背中側にあって顧みられることが少ない腎臓、それがなにものか知る人が少ないリンパ系などだが、これら解毒にかかわる器官が滞りなく働いていることで、私たちの体は毒素や老廃物を排出できている。

放射性物質の通り道にもなる肝臓、腎臓、リンパ系は、放射性物質によってダメージを受けやすい場所でもある。

放射性物質の排出を左右する解毒システムのケアが、これから、とても大切になってくるということだ。

❖解毒の要である肝臓を強くする

●放射性物質排出のために、肝臓を健康にする

肝臓は成人で1000～1800gある体内でもっとも大きな臓器だ。右胸と右腹の境界当たり、肋骨の下に隠れるように位置していて、体の中を循環しているすべての血液から、有害なバクテリア、ウイルス、毒素、菌類などの外来物質を取り除くフィルターとして働いている。

胃腸によって消化吸収された栄養素は、全身の細胞にダイレクトに届けられるわけではない。消化吸収したものの中に有害物質が含まれている可能性があるためだ。いったん肝臓へと向かい、そこでフィルタリングされ、有害な物質が取り除かれる。こうして肝臓によってきれいになった血液が心臓へ向かい、心臓によって、全身の細胞へと送り出される仕組みになっている。

そのため、食べ物や飲み水に含まれている放射性物質も、まずは肝臓へと向かう。

キュリウム242、プルトニウム238、239、240、241、イットリウム91、モリブデン99、プラセオジム143など、とくに毒性が強い放射性物質が、肝臓に蓄積されたりダメージを与えたりすることがわかっている。

それは肝臓が、放射性物質を含め、腸管を通じてとりこまれたもののすべてが最初に向かう場所であり、いったん体にとりこまれた放射性物質が処理されるために向かう場所でもあるからだ。

●肝臓に流れ込む血液の量は膨大だ

体内を巡ったあと、老廃物がいっぱいになった脾臓や腎臓からの血液（静脈血）も受け入れているため、肝臓に流れ込む血液の量は、毎分1・5〜2ℓにも達している。

それだけの血液をフィルタリングして解毒するだけでもかなりのハードワークだが、「解毒」は肝臓の働きの一部にすぎない。

消化吸収された栄養素を体が利用できる形に変え、それを貯蔵しているのも肝臓だし、三大栄養素（タンパク質、脂肪、炭水化物）のほかに、ビタミンやミネラルを貯蔵し、必要に応じて加工、全身の細胞に供給しているのも肝臓だ。

ほかにも、酵素やホルモンの産生など、生きていくのに必要な５００以上の働きにかかわっている。

肝臓には、全体の80％がなくなっても、残った部分だけでもとの形に復元されるほどの回復力がある。それは生きていく上で欠かせない臓器であるからだと考えられている。

不調を自覚するのがむずかしいといわれる肝臓だが、もっとも一般的なサインは、慢性的な疲労だ。肝臓の働きが悪くなると、エネルギーとなるグリコーゲンの供給が減るので、血糖値が低くなって疲れやすくなる。

肝臓の不調は爪にも表れる。

青白かったり、もろくなったりしたら、それは、肝臓が適切に働いていないことを意味している。

肝臓のあたりが腫れぼったくなったり硬くなっていたり、押すと痛みがある場合も、疲れているサインだ。

●ケツメイシ＋ゲンノショウコ茶

肝臓の機能回復に使うとよいのは、「ケツメイシ＋ゲンノショウコ」茶だ。漢方の古典に「肝を清め、目を明らかにする」と記述されたケツメイシは、肝機能回復の定番的生薬でお通じもよくなる。ゲンノショウコを加えることでその効果が増すと考えられている。

薬草茶は毎日長く続けることで、いつの間にか不調が改善されているものだ。副作用はほとんどないが、即効性を期待することはできないので、気長に飲むようにしたい。

★ケツメイシ＋ゲンノショウコ茶

材料
ケツメイシ…20g
ゲンノショウコ…20g
水…600mℓ

つくり方
1、ケツメイシが香ばしい匂いを出すまでフライパンで炒る。
2、ケツメイシとゲンノショウコを土瓶などに入れ、水を加え、煎じる。
3、2を⅔量まで煮詰め、ケツメイシとゲンノショウコを取り出す。
煎じ汁を一日2～3回に分けて飲む。

●しょうが湿布＋石塚式芋薬

手間と時間がかかるが、「しょうが湿布」＋「石塚式芋薬」も、肝機能を回復させるためのすぐれた手当て法だ。

患部をしょうが湿布で温めて血液を集め、すりおろした里芋で、肝臓に負担をかけている物質を吸い出す。

まじない療法のようだが、芋を使って悪いものを吸い出す民間療法は世界各地で行われてきたものだ。

湿布したあとの里芋に悪臭がある場合は、里芋が体内の毒素を吸い出しているサインだ。

悪臭がなくなるまで毎日続けるようにする。

湿布した場所に湿疹やそばかす状のものが出る場合があるが、これは、肝臓がきれいになっていく過程で起こる排毒現象だ。しばらく続けていると出なくなる。

しょうが湿布の後、石塚式芋薬を施すのが手順だが、簡易的なやり方としてお風呂に入ってよく体を温めた後、石塚式芋薬を貼るだけでも一定の効果が期待できる。

●●●●●●●●●●●●●●●●●●●●●●●●

★しょうが湿布

材料

ひねしょうが…150g

タオル…2枚

バスタオル…1枚

つくり方

1、しょうがを皮ごとすりおろす。
2、1を木綿の袋に入れる。
3、70℃くらいの湯に振りだす。
※湯は80℃以上にしない。
4、タオルを3につける。
5、ゴム手袋をはめ、タオルの端をもってしぼる。
6、手のひらで叩いて、やや熱めくらいの温度に調節する。
7、患部に6（a）をあてがう。その上に、熱いままのタオルをもう1枚（b）乗せる。上からバスタオルをかける。
8、aのタオルが冷めたら抜きとってbのタオルを患部に乗せ、aのタオルはしょうが湯につけてしぼり、熱いまま、今当てているbのタオルの上（バスタオルの下）に乗せる。これを20分くらい繰り返す。
※火傷しないように、くれぐれも注意を。

★石塚式芋薬

材料

里芋…中玉4～5個

※里芋は原則、無農薬のものを。無農薬であればあまりかゆみが出ない。化学肥料を使っている里芋だとどうしてもかゆみが出るので、皮を厚めにむくようにする。

しょうがおろし…里芋の分量の1割

小麦粉…里芋と同量

※里芋が新しければ新しいほど水分量が多くなるので、小麦粉の量も増やす。

綿布ガーゼ…1枚

大きめのさらし…適宜

つくり方

1、里芋の皮を厚めにむく。
2、1をおろし金ですりおろす。
3、しょうがをすりおろして2に入れる。
4、3に小麦粉を入れる。
5、箸でこね、ねばりをつける。
6、綿布かガーゼの上に1〜1・5㎝の厚さに伸ばす。
7、大きめのさらしを半分に折って6を乗せる。
8、患部に当てて固定する。
※芋薬を貼っておく時間は4時間を限度にする。湿布したあとの芋薬が乾いていたら芋薬が薄すぎるのでもう少し厚くなるように伸ばす。

●胆汁の流れをよくするためにタンポポを

体にとって、もっとも危険な毒素は、重金属、溶剤、殺虫剤などの脂溶性化学物質だ。

脂溶性、つまり、脂質か油にしか溶けないので、尿に溶かして腎臓から排出できないからだ。さらに、脂溶性なので、体内の脂肪にはかんたんに溶け込んでいく。

肝臓がつくり出す胆汁は脂肪を消化するための液体だが、肝臓は、これらの脂溶性化学物質を排出するため、脂溶性化学物質をいったん水溶性化学物質に変えて胆汁に混ぜ、十二指腸へ送り出す。排出された胆汁は食物繊維に混じって便となり、体外に排出される。

これは、放射性物質を体外へ排出する主要なルートにもなっている。

放射性物質や脂溶性化学物質だけでなく、危険度が高い毒素の多くは胆汁に混ぜて排出されるので、胆汁の流れをよくすると体に害を及ぼす危険物質が排出されやすくなる。

胆汁の流れをよくするために使われてきたのがタンポポの根だ。中国、ヨーロッパ、ロシア、インド、チベットなど、ほぼ世界全域にその伝統がある。

タンポポは日本全国に自生しているので、自分で採取してお茶にすると安上がりだ。もちろん、放射性物質に汚染されていない場所に生えているタンポポであることが前提になる。

気になる場合は、蒲公英根（ぼこうえいこん）という生薬名で、漢方薬局で購入することができる。

タンポポの根には、胆汁の流れを増加させるだけでなく、胆管の炎症、うっ血をとり、胆石を少なくする働きもある。

★タンポポの根の飲みもの

つくり方

1、根がちぎれないよう注意しながら引き抜き、たわしで水洗いして泥を除く。

2、1を2～3ミリに刻んで天日でよく乾燥させる。

3、乾燥した根10～15gを600mlの水で半量になるまでとろ火で煮つめ、1日分とする。

●タンポポコーヒー、タンポポ茶、タンポポエキス

タンポポは、根ではなく全草で使うと、飲みやすい。タンポポの全草は、薬局で買う場合は根（こん）がとれて蒲公英（ぼこうえい）という生薬名になる。タンポポ茶、あるいは、コーヒー様の飲み物になっているタンポポコーヒーは、自然食品店などで購入できる。

タンポポエキスは肝臓によいタンポポの効果を強めたエキスだ。手づくりしない場合は、自然食品店などで購入できる。薄めて飲むほか、甘味料として使う。

★タンポポコーヒー

つくり方

1、タンポポの根をたわしで水洗いして泥を除き、細かく刻んだ後に天日干しして完全乾燥する。

2、1をフライパンでじゅうぶん空炒りし、ミキサーで粉にする。

3、軽く煮出して飲む。

★タンポポ茶

つくり方

1、開花前のタンポポを根ごと掘り起こし、水洗いして泥を除いてから天日干しして完全乾燥する。

2、10～15gを600㎖の水で半量になるまでとろ火で煮詰める。

3、これを1日分とし、2～3回に分けて空腹時に飲む。

★タンポポエキス

つくり方

1、タンポポを根ごと掘り起こし、水洗いして泥を除いてから天日干しして完全乾燥する。

2、1を包丁で細かく刻み、すり鉢ですって粉状にし、5倍量の水を加えて2日間おく。

3、2を布でこし、出た汁を鍋に入れて、とろ火で⅓量にする。

4、3が冷えてから全体の1/3量のアルコールを加えて2日間おく。
5、4を布でこし、鍋に入れて焦げないようにごく弱火で水分を蒸発させてエキス化する。

●食物繊維がないと最終的な排出にはつながらない

胆汁に含まれた強力な毒素の排出には、食物繊維も必要だ。胆汁に混じって十二指腸内に排出された毒素は、食物繊維に吸着されることで便になって体外に排出されている。

そのため、食物繊維をあまり食べていないと、腸内に排出された毒素は悪玉菌によって毒性を増し、腸壁から再吸収されてしまう。向かうのは肝臓なので、ふりだしに戻ることになる。これでは、意味がないので、胆汁の流れをよくすると同時に、食物繊維もしっかりとる必要があるのだ。

食物繊維が多く含まれている食材は、玄米、押し麦、ごぼう、おくら、大根、ブロッコリー、干ししいたけ、きくらげ、大豆、いんげん豆、小豆、ひじき、昆布、海苔など（以上のほとんどが、肝機能を高める食材としても知られている）。食物繊維に関しては、「放射性物質排出の大敵、便秘を解消するには？（P166～）」を参照してほしい。

●できるだけ、体の中に毒素を入れないこと

環境から取り込まれた毒素の多くが肝臓を煩わすことになるので、毒素の絶対量を減らすと肝臓への負担が軽くなる。

そのためには、食べたり飲んだりするもの、着るもの、家の中にあるものを見直し、肝臓に負担をかけるものは排除する、あるいは少なくしていくとよいだろう。

たとえば、食品はできるだけオーガニックのものに変え、洗剤や着るもの、家具を含めて化学製品は選ばないようにする。

肝臓に負担をかける主な物質には、以下のようなものがある。

- ●アルコール
- ●カフェイン
- ●タバコ

- 殺虫剤、除草剤、抗菌剤、抗生物質、成長ホルモン
- 加工食品に含まれる食品添加物や保存料
- トランス脂肪酸（マーガリン、ショートニングなど）
- 環境汚染物質（クルマの排気ガスなど）
- 家の中にある化学物質
- 化学的につくられた化粧品
- 薬品
- 電磁波やX線
- アマルガム

etc.……。

●断食の効能

口にしたものすべてをフィルタリングし、解毒し、加工し、貯蔵する。日々繰り返されるこのハードワークをこなすため、肝臓はほとんどのエネルギーを費やしている。そのため、口から入ってくるものが少なくなると「解毒」に専念し始

め、体の中に貯まった毒素が驚くほど排出されるようになる。

以前、2週間に及ぶ断食を体験したことがある。

そのときは、三食抜いただけで、微熱が出て、悪寒がし、頭がぼうっとなっていった。

これは好転反応といって、排毒によって出た毒素のために、一時的に体調が悪くなる現象だ。あまりに早く排毒が始まったのには驚いたが、3日ほどすると、若いころの不摂生がたたって、だれが見ても不健康な顔色だったのだが、驚くほど明るくなっていった。

さらに赤みさえ射してきた。

同時に、気になっていたおなかにあったおできに口があき、鮮血が吹き出し、その後、信じられないくらいの早さで穴がふさがった。

頭の中もクリアになっていった。

仏教にもキリスト教にもイスラム教にも断食の習慣があるが、それはつらい修行というよりも、心と体を軽くするためのものだろう。実際、1週間、10日と続けていくにつれて、気分も体調もよくなり、ずっと続けていたくなるほどだった。

長期にわたる断食は、根本的に体を変えてしまうほどの作用がある一方、経験を積んだ指導者のもとで行わないと、場合によっては生命にかかわることがあるので1人でトライしてはいけない。

●一日葛食で肝臓を活性化する

週末などを利用して比較的安全に取り組めるのが、三食（あるいは朝を抜いた二食）を葛だけ食べて過ごす一日「葛食」だ。

食養において、葛は、胃腸の働きをよくし肝機能をととのえるために使われる食材だ。

ほとんどがでんぷん質なのでエネルギー補給が途絶えるわけではない。そのため、空腹感にあまり悩まされることがない。

葛粉を買うときに気をつけたいのは、じゃがいもやさつまいものでんぷんを混ぜた「葛粉」が多いことだ。こういった「混合葛粉」には効果が期待できないので、「本葛粉」を探すようにする。

葛食中は、脱水しないよう、日に2～4ℓの白湯を飲むようにする。また、通常食に戻るときは、お粥から始め、休んでいた胃腸や肝臓がびっくりしないように気をつける。

葛食を行う前と後の一日を、「黒ごま粥」と「クコの実粥」にするとより効果的だ。

黒ごまには、肝臓内の活性酸素を特異的にとり除いたり、肝臓から毒素や老廃物を排出する働きがあり、クコには、肝細胞の新生を促す働きがある。さらなる肝機能回復につながるだろう。

★葛食

材料（一食分）

葛粉…大さじ3

水…1カップ

塩…少々

つくり方

1、器に葛粉を入れ、葛粉と同量の水（分量外）を加えて溶かす。
2、鍋に1を移し、残りの水を少しずつ加えながら練り、葛粉を完全に溶かす。
3、塩を加えて中火にかけ、木べラで絶えずかき混ぜる。
4、葛が透明になり、木べラにかかる圧力が軽くなったらできあがり。
※好みで、しょうゆを加える。

★黒ごま粥

材料（2人分）
黒ごま…20g
玄米…1/3カップ
水…玄米の7～8倍
塩…小さじ1/4

つくり方

1、黒ごまはよく洗い、水切りして乾かす。玄米は洗って、ひと晩浸水させる。

2、1の黒ごまをフライパンで空炒りしてからすり鉢でよくすりつぶす。

3、土鍋に玄米と水、塩を入れ、ふたをして中火にかける。

4、ふたのわきから蒸気が上がってきたら一瞬火を強め、ごく弱火にして1時間ほど炊く。途中でふたをとらないこと。また、ふきこぼれないように火加減に注意する。

5、4に2を加え、中火にして一度煮立たせた後、火から下ろしてしゃもじで鍋底から大きく天地返しする。

★クコの実粥

材料（2人分）
玄米…⅓カップ
水…玄米の7～8倍
クコの実…15g
塩…小さじ¼

つくり方
1、玄米は洗って、ひと晩浸水させる。
2、土鍋に、すり鉢ですりつぶしたクコの実、1、水、塩を入れ、ふたをして中火にかける。
3、ふたのわきから蒸気が上がってきたら一瞬火を強め、ごく弱火にして1時間ほど炊く。途中でふたをとらないこと。また、ふきこぼれないように火加減に注意する。
4、炊き上がったら、火から下ろしてしゃもじで鍋底から大きく天地返しする。

●肝臓内の血液循環をよくする

肝機能をよくする方法として無理なく実行できるのが「肝臓叩き」だ。

血液が大量に流れ込む肝臓は血液が滞りやすい場所でもあり、血液が滞ると、うっ血して肝機能が低下する。

前、横、後ろから、肝臓を心地よい強さで叩いて刺激を与えるのがコツだ。あくまで、やさしく。あわせて、さすると、肝臓内と肝臓に出入りする血液の流れがよくなる。

温めて肝臓内の血流をよくする方法として、「こんにゃく湿布」も効果的だ。簡単なだけでなく、寒い夜にはとても気持ちがよい。

こんにゃくを3枚用意して、肝臓とふたつの腎臓に乗せたり、2枚用意して1枚を肝臓に当てている間に、もう1枚を火にかけて温め、交互に湿布してもよい。

気持ちよいためそのまま眠ってしまう場合があるので、火にはくれぐれも注意する。


…★こんにゃく湿布…

材料
こんにゃく…１〜３枚
タオル…１〜２枚

やり方
１、水を沸騰させ、こんにゃくを入れて熱くなるまでゆでる。
２、こんにゃくをタオル１〜２枚で巻く。
３、体の前、あるいは後ろから肝臓に当てる。
※こんにゃくは小さくなるまで何度でも使えるので、食品保存容器などに入れて冷蔵庫に保存する。

❖ダメージを受けやすい腎臓をいたわる

●血液をろ過している腎臓

放射性物質を排出する上で重要なもうひとつの臓器が腎臓だ。

腎臓は主に血液中の不純物や老廃物をこして尿をつくり、放射性物質を含め、不要なものを尿として排出している。

陰陽で考えると、放射性物質は極陰であり、腎臓はその影響をもっとも受けやすい臓器である。科学的にも、放射性物質によって最初にダメージを受ける臓器のひとつであることが知られている。

腎臓は背中側の腰のやや上、背骨をはさんで左右に一つずつあり、成人で長さ約12㎝、幅約5㎝、厚さ約3㎝のそら豆状をしている。

大動脈から腎臓に入った血液は、最初に、糸球体と呼ばれる毛細血管のかたまりに到達し、タンパク質などを除いてろ過される。ふたつの糸球体でろ過される血液は、一日でドラム缶1本分にもなる。腎臓も大変なハードワークを強いられている。糸球体でこされた血液は、その先にある管の中を通る間に必要なものと水分の大部分が体内に戻る仕組みになっていて、残った不要物と余り水が尿になる。尿は輸尿管を通って膀胱にたまり、尿道を通って体外に排出される。腎機能が高まると解毒が進むのは、血液から老廃物や有害物質を取り除く働きも高まるからだ。

食養で腎機能の改善に最初に使われるのは大根おろしを使った大根湯だ。大根おろしには利尿効果もあり、腎臓に蓄積しているタンパク質や脂肪の排出を促す。

★大根湯

材料

大根おろし（大根の下部の辛いところを使う）…大さじ山盛り3

しょうがおろし…大根おろしの1割

しょうゆ…大さじ1
番茶…200㎖

つくり方
1、大根としょうがをおろして器に入れる。
2、しょうゆを入れてよく混ぜる。
3、煮出した熱い番茶を注いで、熱いうちに飲む。

食養では、腎臓の不調には陽性的な不調と陰性的な不調があるとする。

陽性的な腎臓の不調は、陽性な動物性食品の食べ過ぎが主な原因で、陽性な動物食品には「締める」性質があるので、糸球体がかたく締まり、詰まりやすくなっている。動物性食品には、その動物がとってきた塩も残っていて、塩も陽性なのでさらに締める力が働いている。

陰性的な腎臓の不調は、精白穀物、砂糖、果物、ジュースなどの陰性食品を食べ過ぎることで起こる。陰性食品は腎臓をゆるめて尿量を増やし、体内における水の流れを悪くし、冷え性やむくみの原因になる。

食養では、陽性な腎臓の不調には風呂で汗をかいて塩を抜くことが勧められ、陰性な腎臓の不調にはよい塩をとることが勧められてきた。

肝臓と同じで、環境汚染物質や化学物質があふれる現代では、腎臓も不調を起こしやすくなっている。玄米菜食は、肉、精白穀物、砂糖など腎臓に負担をかける食品を控える食事法なので、玄米菜食にすると腎機能の改善に役立つ。

腎臓によい食材は小豆だ。

尿が出にくく、むくみやすい陽性的な不調には利尿作用があるかぼちゃを合わせた「小豆かぼちゃ」、頻尿で体が水っぽい陰性的な不調には、陽性な昆布を合わせた「小豆昆布」を使って腎臓のゆるみを締めていく。

…………

★小豆かぼちゃ

材料（1日分）

小豆…1カップ

…………

水…小豆の3倍
かぼちゃ…300g
塩…小さじ1

つくり方
1、小豆は洗ってザルにとり、水気を切る。かぼちゃはわたを取り、ひと口大に切る。
2、鍋に小豆を入れ、水を入れ、最初は強火、沸騰したら中火よりやや弱火にし、指でつまんでつぶれるようになるまで差し水（分量外）をしながら煮る。
3、塩を全体にふり入れ、かぼちゃを入れ、ひたひたの水（分量外）を入れる。
4、かぼちゃがやわらかくなるまで中火で30分くらい煮る。

★小豆昆布

材料（1日分）
昆布（5×10㎝）…1枚
小豆…1カップ
水…小豆の3～4倍
塩…小さじ⅓

つくり方
1、昆布は1㎝角に切る。
2、鍋に洗った小豆、水、1を入れて強火にかけ、沸騰したら弱火にする。
3、豆が煮汁から顔を出したら、およそ½カップの差し水（分量外）をする。豆が指でつぶれるくらいになるまで2～3回差し水（分量外）を繰り返し、塩を加えてひとまぜし、火を止める。

腎臓の解毒を促す食材としては、大根、大根葉、にんじん、ごぼう、黒豆などがある。くるみや山芋も腎を補う食材として知られている。

ハトムギも腎臓によい食材で、体内の水分量が多ければ排出し、少なければ貯蔵する「利水」作用がある。体内の水分量を調節している腎臓の負担を軽くするのにぴったりの食材だ。

★ハトムギ粥

材料（2人分）

玄米…⅓カップ

ハトムギ…30g

水…玄米の7〜8倍

塩…小さじ¼

つくり方

1、玄米は洗ってひと晩浸水させる。ハトムギは白い水が出なくなるまでよく洗う。
2、土鍋に、1、水、塩を入れ、ふたをして中火にかける。
3、ふたのわきから蒸気が上がったら一瞬火を強め、ごく弱火にして1時間ほど炊く。途中でふたをとらないようにし、ふきこぼれないよう火加減に注意する。
4、炊き上がったらしゃもじで鍋底から大きく天地返しする。

●足首から先を温めて腎機能を回復させる

腎臓は冷えやすい臓器で、腎臓に不調があるときは必ずといってよいほど足首から先が冷たくなっている。

足裏は「第二の心臓」と呼ばれていて、足裏からくるぶしまでを温めると、下半身の血液循環がよくなって腎臓への血液の流れが改善する。

くるぶしから下を温めるのによいのが、「ヨモギの足浴」だ。

ヨモギは体を温める効果にすぐれた薬草で、香りには気分を落ち着かせる鎮静効果がある。ヨモギが手に入らない場合は、湯だけでもかまわない。

★ヨモギの足浴のやり方

1、鍋にヨモギの乾燥葉100g（生葉なら200g）、水2ℓを入れ、20分ほど中火で煮出して汁をつくる。
2、大き目のたらいなどに1を入れ、火傷しないように水を注いで、湯温を42～44℃調節する。
3、10分くらい足を浸ける。湯が冷めたら差し湯をする。
※空腹時が効果的。食後1時間以内はやらないようにする。気分が悪くなったら中止する。

●腎臓をさする

肝臓と同じように、腎臓にも刺激を与えるとよい。一日数回、気がついたときに、腎臓を体の後ろ側から上下にさするのだ。

あくまで、やさしく、ていねいに。

組織や細胞の修復や解毒を担っているのは血液だ。毎日、刺激を与えて血流をよくしていけば、腎臓の調子が改善していく。

❖リンパ液の流れをよくするために

●リンパ液の流れが滞ると、毒素が体中にあふれる

流れないと水は濁るが、同じように、体の中で滞りなく流したいのが、血液、そしてリンパ液だ。

血液の流れをよくする方法はいろいろと語られているが、リンパ液が注目されることはあまりない。しかし、解毒力を高めるにはリンパ液が滞りなく流れていることが欠かせない。

リンパ液は、新陳代謝によって体内の細胞がつくり出した老廃物、バクテリアなどの病原体、化学物質などを排出するという大切な役目を担っている。

そのため、リンパ液の流れが滞ると、下水道が詰まって汚水があふれ出した都市のように、毒素が、体中にあふれることになる。

もちろん、放射性物質もリンパ液の中を流れる。

たとえば肺のリンパシステムは、肺からちりなどの不要物を取り除いている。そのため、呼吸によって肺に達した放射性物質の一部は、肺からリンパシステムに入っていく。

●浄化のためのもうひとつのルート

リンパとはスプリングウォーターの意味で、それは、リンパ液の透明な様子を表している。地下層でこされてできるスプリングウォーターのように、リンパ液も、血液がこされてできる。

血液
←細胞間液
←リンパ液

と変化していくのだ。

心臓から送り出された血液が毛細血管へ到達すると、毛細血管の薄い壁から、血しょう成分がこされて押し出され、毛細血管の外（細胞間）に広がっていく。

この押し出された血しょう成分が細胞間液で、体の中のひとつひとつの細胞は、細胞間液に浸かっているような状態になっている。

細胞に酸素や栄養を渡す役目を担っている細胞間液は、一方で、細胞の代謝によって生じた二酸化炭素や老廃物を受け取っている。

細胞間液のほとんどは毛細血管に戻っていくが、戻らなかった細胞間液は、リンパ毛細管といわれる管に吸い上げられていく。

リンパ毛細管は吸い込み口が広く、バクテリアなどの病原体も容易に通ることができる。そのため、リンパ毛細管は有害物質専用の通り道といってよいものになっている。

このリンパ毛細管を通じてリンパ系に入った細胞間液がリンパ液だ。

リンパ液は、リンパ毛細管から、もっと太いリンパ管へと流れ込んでいくが、途中にあるリンパ節によってフィルターにかけられ、有害物質が破壊されたり中和されたりしている。

風邪をひくと、首の付け根あたりが腫れる。この腫れているのがリンパ節だ。リンパ節内部において免疫細胞がウイルスと戦っていて、ウイルスや死んだ細胞でいっぱいになるので腫れるのだ。

リンパ管は、静脈へとつながっていて、リンパ液は、最終的に血液の中へ溶け込んでいく。

このように、リンパ液は、血液から来て、血液に戻っていくのだが、その間に体中の有害物質を取り除き、体内が汚染されないように働いている。

●リンパ液を流すには……

リンパ液の流れはおだやかだ。

リズミカルに拍動する心臓がポンプとなって流れる血液と違い、リンパ液が流れるリンパ系にはポンプがないからだ。

リンパ液を動かしているのは、運動したときや呼吸したときの筋肉の動きで、筋肉が緊張・弛緩することでリンパ液が流れる。

寝すぎたり、長時間座っていたりするとむくむのは、筋肉の動きがないためにリンパ液の流れが悪くなるためだ。一日中デスクワークをしていたり、呼吸が浅かったりすると、リンパ液の流れは悪くなる。

リンパ液を動かすには、ジョギング、ウォーキング、ストレッチ、ヨガなど体を動かすものであればなんでもよく、適度な運動が健康に欠かせない理由のひとつはここにある。

腹部を大きく動かす腹式呼吸もリンパ液の流れをよくする。

リンパ液の流れをよくするためにもっとも効果的なのは、ミニ・トランポリンだ。ミニ・トランポリンによってリンパ液の流れが10倍以上になったという報告もある。

ミニ・トランポリンができる環境はそうそうないので、ポン、ポンとその場で跳びはねるだけでもよいだろう。どちらにせよ、跳びはねての上下運動によって、リンパ液は劇的に流れる。

リンパマッサージも効果が高い。リンパマッサージはリンパ節が集中する、首の付け根、わきの下、脚の付け根などに向かってマッサージしていくマッサージ法だ。リンパ毛細管は皮膚のすぐ下を走っているので、それほど強くマッサージする必要はない。毎日行っていれば、むくみも解消する。

★リンパマッサージの方向

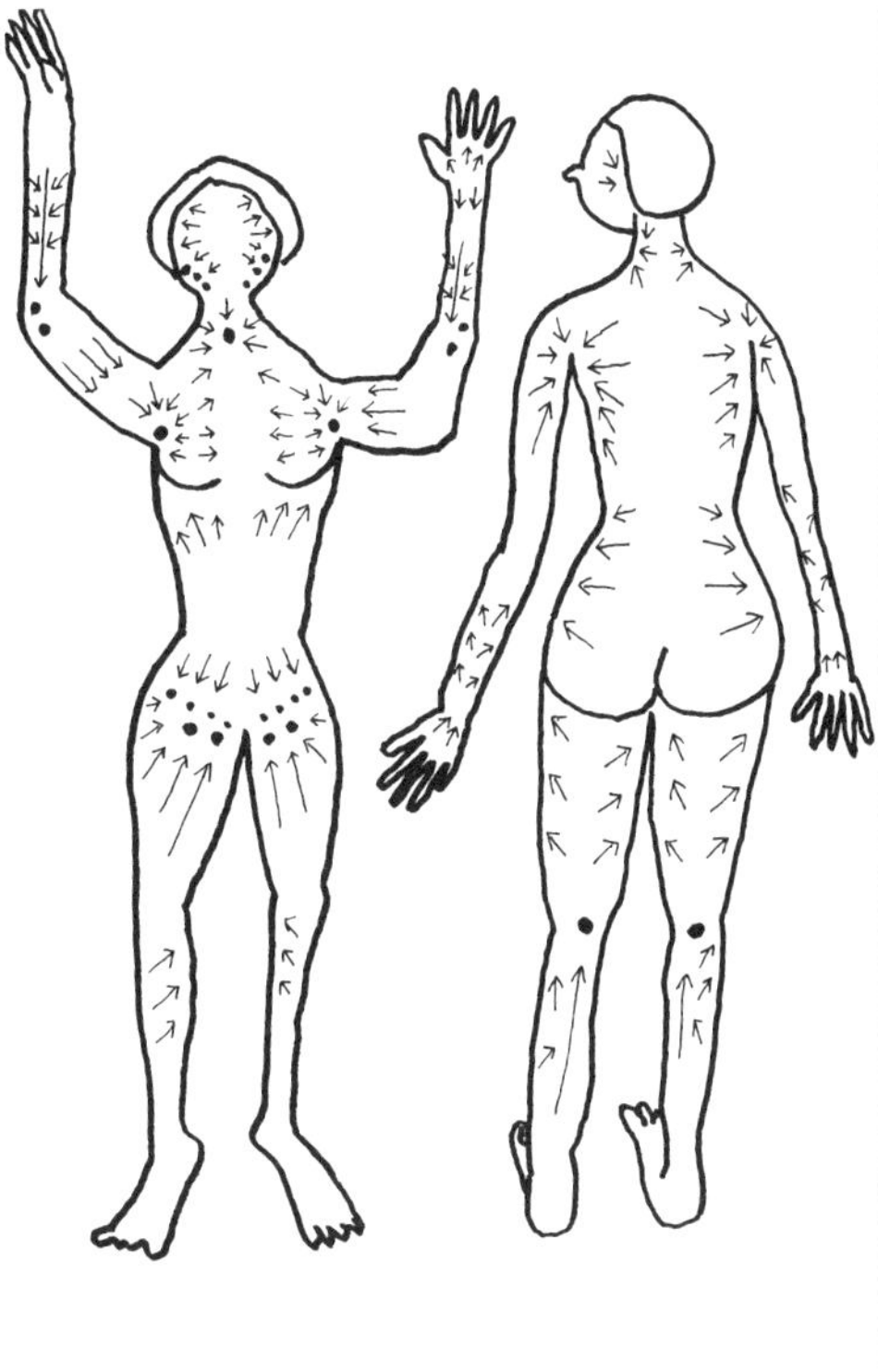

●半身浴でリンパ液の流れをよくする

汗を流すこともリンパ系を強くする。

皮膚は肝臓、腎臓、リンパ系と並ぶ解毒器官で、蒸気風呂による熱がリンパ球の数を増やし、上昇した温度が、ほとんどのバクテリアやウイルスの増殖率を低くすることがわかっている。

ややぬるめのお湯に腰から下を浸け、蒸気が逃げないようにふたをして首だけ出し、じわっと汗をかく半身浴が蒸気風呂の代わりになる。

リンパ液は液体なので、流れるのに水分を必要とする。そのため、半身浴をする前には白湯を飲むようにする。また、飲んだ水がリンパ液になるので、ミネラルウォーターか、浄水器や蒸留器を通した水にする。

半身浴にあわせて、放射線に大量に被ばくしてしまったときにアメリカ軍で推奨されているデトックス・バスも紹介しておこう。

これは、1ポンド（約450g）の岩塩か海塩、同じく1ポンドの重炭酸ソーダ（重曹）を湯に入れ、全身を20分間湯に浸けて入浴するものだ。風呂から出たら8時間ほど流さないほうがよいので、就寝前に入るとよい。

重炭酸ソーダは無害だが、エネルギーを消耗するといわれているので1日1回までとする。また、ほかの入浴剤と混ぜないようにする。

大量被ばくした場合でなければ、塩と重曹、それぞれ30ｇほどでよい。

リンパの流れをよくするのに欠かせない要素がもうひとつある。それは肝臓の健康だ。

肝臓がリンパ液によって運ばれてきた毒素や老廃物を、最終的に排出する役割を担っているからだ。そのため、肝臓の働きをよくするとリンパ液がスムーズに流れるようになる。

❖放射性物質排出の大敵、便秘を解消するには？

●便は主要な排出ルート

玄米菜食を始めると、お通じがよくなる。

玄米には食物繊維が豊富だからだ。

大腸には、水、ミネラル、その他の栄養素を吸収したり、ビタミンをつくり出したりする働きがあるが、もっとも大切な役割は、便をつくり、便によって体から毒素や老廃物を排出することにある。

体は常に、消化吸収が終わった食物のカスや、新陳代謝によって生じた老廃物、体の中に蓄積している毒素を排出しようとしているが、そのおよそ70％が便として排出されている。

食べてから20～28時間で体外に排出されるのが理想で、大腸が健康であれば滞りなく排出が進み、不調や病気を改善していくことができる。

便は、放射性物質排出の主要なルートにもなっている。

肝臓が分離した放射性物質は胆汁に混ざって十二指腸に噴出し、便といっしょに体外に排出されている。そのため、便が大腸内をスムーズに移動しないと、放射性物質はほかの不要物質とともに腸壁から再吸収されて血液に戻ってしまうのだ。

●便秘は万病のもと

大腸内の温度は38℃近くあり、滞留時間が長引けば長引くほど便は腐敗・発酵していく。

その刺激で大腸に炎症が起き、腸壁を通して腐敗・発酵した老廃物や毒素が血液に再吸収されるので血液が汚れ、さらにその汚れた血液を浄化するのは肝臓と腎臓なので、このふたつの臓器も弱っていく。

大腸の健康が、からだ全体の健康を左右するといわれる所以でもある。

汚れた血液は、全身の組織や器官でさまざまな問題を引き起こす。毒素はからだの弱い部分に蓄積していき、頭痛や肌荒れに始まって、大腸がん、乳がん、アレルギー、高コレステロール、慢性疲労、自己免疫疾患などにつながっていく。老化も促進させる。

便秘とがんの関係はよく知られているが、がんの強力なイニシエーターである放射性物質が環境に加わったことを考えると、便秘だけは解消させたいものだ。

●精白穀物、砂糖、肉の過食が便秘をもたらす

便秘解消のために、まず考えたいのは、精製された粉類や砂糖の過食だ。

便を移動させるために腸は粘液を出す。しかし、環境汚染物質や化学物質がいつも入ってくる現代のような環境下では、過剰に粘液を出して腸を守ろうとしている。

精製した粉や砂糖を消化・吸収したあとの残留物は、その過剰な粘液とともに固まって硬くなり、便の層をつくる性質がある。

便が移動しにくくなるのだ。さらにそこは、悪玉菌や寄生虫が生息する絶好の温床になっている。

便秘のもうひとつの大きな原因が肉の過食だ。

私たちの腸には、４００種、１００兆もの腸内細菌が棲んでいて、大きく善玉菌と悪玉菌に分かれる。

善玉菌はからだにとって有用で、感染やがんに対する抵抗力を増す物質を産生するが、悪玉菌は有害で、毒素を産出して大腸を弱らせ、血液を汚す。

悪玉菌は腐敗した動物性タンパク質を好むので、肉を過食すると、悪玉菌が棲みやすい腸内環境をつくることになる。

水分不足も便秘の原因になる。

大腸は、消化した残留物から水分を吸収しながら便を形成している。

水をきちんと飲んでいれば、大腸は、必要以上の水分を便から吸収することはない。

しかし、水をあまり飲んでいないと、便から水が抜かれて硬くなり、便秘を悪化させるのだ。

●大腸を休ませる

慢性的な便秘、腸内の炎症、消化不良などがあっても、症状が深刻にならない限り、そのままにしている人は多い。

しかし、私たちが考えているより、大腸はオーバーワークになっている。

大腸は３６５日、休むことなく働いているので、食べないで大腸を休ませる断食は、大腸そのものを元気にする。

「寒天断食」は、自宅でできる大腸の養生法だ。毒素や老廃物を排出し、便秘を改善する効果が高い。

計3日間、大腸を休ませることで、大腸が本来の機能を取り戻す。短期間なので安全だし、おなかがすかないので精神的な負担も軽くすむ。

●寒天断食のやり方

「寒天断食」は、寒天だけを食べて一日を過ごす断食法で、断食の前後1日ずつを玄米粥か小豆粥を食べて過ごす。

計3日間はあまり食べないことになるが、寒天も粥もそれなりの満腹感があるのでつらくないだけでなく、ふだん通りの生活を送りながら取り組める利点がある。週末を利用すれば、さらに気軽にトライできる。

寒天はその80％が食物繊維で、食品中、もっとも食物繊維が豊富だ。食べることが、腸内の掃除につながっていく。

さらに、胃酸で分解されると、善玉菌のエサになるオリゴ糖を産生するため、蠕動運動が活発になって便通をよくし、腸内環境が改善する。

大腸を休ませると、肝臓や腎臓の解毒作業が少なくなるので、体全体の解毒機能が回復していく。

口から入ってくる食物に向けられていた解毒作業が体内の解毒作業に向かい、体内に蓄積された有害物質を排出する効果も大きい。

働き続ける大腸にとっては、たった3日間でも機能回復の大きな機会になる。理想としては、1か月に1回、この断食を行なうことだ。

一日に食べる寒天の量は少なくて2本、多くて4本にする。

甘味がないと受け付けない場合があるので、玄米あめ（あるいは米あめ）を煮溶かすか、でき上がりにかけて食べる。毒素や老廃物の排出をスムーズにするため、白湯を多め（2ℓ以上）に飲むようにする。


………………

★寒天食

材料（1食分）

………………

棒寒天…1本
水…400㎖
塩…3g
玄米あめ…20g

つくり方
1、棒寒天をちぎって鍋に入れ、水を加え、少し浸す。
2、1を煮溶かす。
3、2に塩と玄米あめを混ぜ合わせる。
4、平たいバットに入れて冷蔵庫で冷やし固める。
※長い断食は危険なので、寒天だけを食べる日は1日間にし、さらに1か月に1回を目安にする。
※事前に胃腸に潰瘍がないかレントゲンなどで確認する。
※腹痛、吐き気、悪心などが起き、体調が悪くなったら中止して普通

食に戻す。
※断食後は暴飲暴食をしない。

……

●食物繊維がなぜ必要か？

便秘を予防・改善するには、食物繊維を意識してとるようにする。

食物繊維は、植物を組織化している頑丈な物質で人間の消化酵素や消化液では分解することができない。そのため、便のカサ（量）が増える。

大腸内で便を押し出し移動させる運動を蠕動運動というが、蠕動運動は、便が腸壁を刺激することによって起こる。

便のカサが増えれば腸壁への刺激が増し、蠕動運動が活発になり、スムーズに便を移動させて毒素への接触時間を減らすことになる。

食物繊維には便を腸壁からこすり落としたり、毒素をからめとって掃除するホウキのような働きもあり、大腸の健康になくてはならないものだ。

さらに善玉菌のエサになるので、善玉菌の働きが活性化して腸内環境がよくなる。

大腸の粘膜上皮は放射性物質の影響を受けやすい場所のひとつだ。

そのため、バリア機能が弱体化しやすいのだが、食物繊維には、そのバリア機能を高めるリゾチーム、ラクトフェリン、分泌型IgAの分泌を促す働きもある。

●不足している食物繊維の摂取量

一日の食物繊維の理想的な摂取量は25g。一部の研究者の間では40gといわれている。

しかし、日本人の平均摂取量は17gしかなく、白パンに牛乳、肉の食事パターンだと10g以下になっていることもある。

食物繊維には、便秘改善だけでなく、大腸がん、直腸がん、糖尿病、心臓病、憩室炎、大腸炎などを減少させる働きがあるので、できるだけ摂取したいが、日々、食べ続けるのはなかなかむずかしいものだ。

そんなときには常備菜だ。

食養における常備菜の特徴は、食物繊維が豊富なことにある。

「食養きんぴら」や「ひじきこんにゃく（P54）」など代表的な常備菜はつくり置きが可能なので保存しておき、毎食、食べるようにすれば、食物繊維の絶対量を増やすことができる。

注意したいのは、今まで食物繊維不足だった場合、体が食物繊維に適応するまでに時間がかかることだ。いきなり食物繊維を増やすとおなかがけいれんしたり、膨れたり、ガスの原因になるので、少しずつ増やしていくようにしたい。

●基本的な常備菜、食養きんぴら

食物繊維が豊富なごぼう、にんじん、れんこんでつくったきんぴらは、食養生の基本的な常備菜のひとつだ。

ごぼうには解毒・浄血作用、にんじんには造血作用、れんこんには呼吸器系の働きを助ける作用があるので、体調に合わせて配分を変えてもよい。

★食養きんぴら

材料（つくりやすい分量）

ごぼう…100g

にんじん…50g
れんこん…50g
ごま油…大さじ1
しょうゆ…大さじ3

つくり方

1、ごぼうとにんじんは斜め薄切りにしてから細切りにし、れんこんは2㎜厚さの半月切りにする。
2、鍋を温め、ごま油をひき、油が温まったらごぼうを入れて中火で炒める。
3、ごぼうのくさみがとれたら、ごぼうを鍋端に寄せ、れんこんを入れ、上にごぼうをかぶせて炒める。
4、3に、にんじんを加え、さっと炒め合わせる。
5、材料がかぶるくらいの水を入れて中火にかけ、沸騰したら弱火にし、ふたをして煮込む。

6、煮汁が1/3程度になったらしょうゆ大さじ2を入れ、鍋を回してしょうゆを全体にゆきわたらせ、ふたをして弱火で煮込む。
7、汁がほとんどなくなったら残りのしょうゆを加え、天地返しして強火で煮切る。

※便秘がひどいときはごぼうだけのきんぴらにする。ごぼう1本をささがきにし、ごま油大さじ1、しょうゆ大さじ3でつくる。ごぼうは細く、あるいは細かくするほど吸収されやすくなる。
※毎日火を入れれば、冷蔵庫で1週間保存が可能。汁が残っているとかびやすくなるのでしっかり煮切るようにする。

●便秘を改善させるドクダミとケツメイシ

便秘改善のために伝統的に飲まれてきたのは、通じをつける緩下作用があるドクダミだ。そこに、ケツメイシを加えると、味も香ばしくなり、飲みやすさが増す。

ドクダミやケツメイシは肝臓や腎臓にもよいので、長く飲んでいれば、大腸、肝臓、腎臓というケアしなければならない解毒のための臓器の調子がととのってくる。
便秘薬ではないので症状が改善するまでには時間がかかる。
気長に飲むことが大切だ。

★ドクダミ＋ケツメイシ茶

材料（1日分）
ケツメイシ…10g
ドクダミ（乾燥葉）…10g
水…1・8ℓ

つくり方
1、ほうろう鍋（金属鍋は避ける）などでケツメイシを炒る。
2、土瓶などにケツメイシとドクダミを入れ、水を加える。
3、中火にかけ、吹きこぼれないように気をつけながら沸騰させ、できるだけとろ火で30〜40分煎じ、半量にする。
4、茶こしでこす。薬草と煎じ汁は別にしないと有効成分が薬草の中に戻ってしまうので、必ずこすようにする。三等分して1日量とし、空腹時に飲む。

●ごぼう汁、ごま油・なたね油、ケツメイシ粉茶

定番はドクダミ＋ケツメイシ茶だが、便秘を改善する飲みものは、ほかにもある。人それぞれ、相性があるので、いろいろ試すとよいだろう。

★ごぼう汁
ごぼうはよく洗って皮つきのまますりおろし、ガーゼなどに入れて汁をしぼる。しぼり汁盃1杯を1時間ごとに飲むようにする。

★ごま油・なたね油
空腹時に生のまま20〜30㎖飲む。オリーブオイルやアマニ油でもよい。

★ケツメイシ粉茶

フライパンやホウロクにケツメイシ10gを入れてごく弱火でしばらく煎ると、はぜ始める。焦げないようにそのままじゅうぶん空煎りする。さらに乳鉢に入れてよくすり、微粉末にする。小さじ山盛り1杯を湯か水に溶かして食間に飲む。

巻末レシピ

●玄米ご飯の炊き方

下ごしらえ

1、玄米をバットなどに並べ、もみ殻や青米、ゴミをとり除く。
2、ボウルに1を入れ、たっぷりの水を加え、玄米に傷がつかないよう、両手のひらでおがむように洗う。
3、玄米をザルに上げ、たっぷり水をはったボウルにザルごとつけて、やさしく左右にふって洗う。
4、洗った玄米は、ひと晩を目安に、できるだけ長く水につける。

玄米ご飯を炊く

材料（つくりやすい分量・4人分）
玄米…2カップ
塩…小さじ1/5（玄米1カップにつき、小さじ1/10）
水…3～3と3/5カップ（玄米の1・5～1・8倍）

土鍋で炊く
1、下ごしらえした玄米の水を切って土鍋に入れ、塩、分量の水を加える。
2、土鍋を中火にかけ、沸騰したら蛍火（ごく弱火）にし、40～45分炊く。弱火にするとき、土鍋の下にガスマットを敷くと、底にまんべんなく火が行き渡り、うまく炊ける。
3、最後に10秒間中火にして水分をとばし、火からはずして10分蒸らす。
4、ふたをとり、しゃもじで大きく2～3回、底から上へと大きく天地返しする。

炊飯器（玄米モード付き）で炊く

1、炊飯器の内鍋の目盛りに合わせ、下ごしらえした玄米と分量の水、塩を入れる。
2、スイッチを入れて炊く。
3、炊き上がったらふたをとって、大きく2〜3回、しゃもじで底から上へと返す。

炊飯器（玄米モードなし）で炊く

1、炊飯器の内鍋の目盛りに合わせ、下ごしらえした玄米（ひと晩より長い浸水を必ず行う）と分量の水、塩を入れる。
2、スイッチを入れて炊く。
3、スイッチが切れたらふたを開け、しゃもじでさっくり混ぜる。
4、足し水（玄米2カップの場合、16mℓほど）を回しかけ、もう一度スイッチを入れる。

5、炊き上がったらふたをとって、大きく2～3回、しゃもじで底から上へと返す。

●発芽玄米のつくり方

材料
玄米…適量
湯（30℃）…玄米がひたひたになる量

道具
ガラス皿（または、バット）
ラップ

つくり方1
1、玄米をガラス皿やバットなどに並べ、もみ殻や青米、ゴミをとり除く。

2、玄米をザルに入れ、流水で表面を傷つけないよう、やさしく洗う。
3、ガラス皿やバットに玄米を入れ、米の厚さが1㎝以上にならないように平らにならす。厚くなるほど雑菌が繁殖しやすいので5㎜厚さが理想。なるべく底が広い容器を用いるようにしたい。
4、かぶるくらいになるように、およそ30℃のぬるま湯をはる。
5、温度が下がらないように上からラップをして、つまようじなどで酸素を供給する小さな空気穴を200個ほど開ける。
6、昼間は窓際、夜は居間や冷蔵庫の上など温かい場所におく。
7、夏は4～5時間ごと、冬は7～8時間ごとに湯を入れ替える。その際、玄米をザルにとって軽く洗う。24～48時間で胚芽部分がハト胸状態になったらでき上がり。

※発芽に適した温度は27～30℃だが、15～40℃くらいの温度があれば発芽する。

※浸水した玄米の表面は有害菌が増えやすく、アクも発生するので、水はこまめにとりかえるようにする。塩ひとつまみ、あるいは、備長炭を入れておけば水質を保つことができる。

つくり方2（簡易法）

1、玄米をバットなどに並べ、もみ殻や青米、ゴミをとり除く。
2、玄米をザルに入れ、流水で表面を傷つけないよう、やさしく洗う。
3、ガラス皿やバットに玄米を入れ、米の厚さが1㎝以上にならないように平らにならす。厚くなるほど雑菌が繁殖しやすいので5㎜厚さが理想。なるべく底が広い容器を用いるようにしたい。
4、かぶるくらいの水をはり、上からラップをして、つまようじなどで小さな空気穴を200個ほど開ける。
5、冷蔵庫の野菜室に入れ、3日間ほどそのままにしておく。

※簡易法では胚芽部分がハト胸状態にならないかもしれないが、水分をじゅうぶんに吸って玄米が活性化する。

発芽玄米の炊き方のコツ

玄米を炊くときの水分量は玄米の1・5～1・8倍だが、発芽玄米は水を吸っているので、玄米の1・2～1・5倍の水分量を目安にして炊く。炊く前に発芽玄米をボウルに入れ、両手のひらでやさしく洗って汚れをとること。

●玄米味噌のつくり方

材料（できあがり約7・5kg分）
玄米こうじ（生）…2kg
大豆…2kg
塩…約0・9kg
※玄米こうじは、こうじのひと粒ひと粒が締まっていて、割ってみると芯まで白っぽくなっているものが良品で、こうじ菌がよく繁殖している。花が咲いたようにふかふかなものは分解力を失っているので避ける。大豆は無農薬有機栽培、遺伝子組み換えされていない国産大豆を選ぶ。塩はできあがり総量の12〜13％を目安に。塩の量がこれ以下だと腐敗しやすくなる。

道具
鍋、ボウル、陶製のかめ（または、ほうろう容器）、すり鉢、すりこ木、押

しぶた、さらし（竹の皮、ラップでもよい）、重し2個
※陶製のかめは、常滑焼きのずんどう型がよい。ほうろう容器は内壁に傷があると塩分で穴があく場合があるので傷がないものを使う。重しは途中で半分にするので、総重量の半分の重さのものを2個用意する。重ねて破れないようにしたポリ袋に小石を入れたり、ペットボトルに水を入れて代用にしてもよい。重さを半分にするとき、小石や水を半分に減らすだけなので便利。

準備

塩きりこうじをつくる

塩きりこうじとは、生こうじに塩を加えて発酵を止めたこうじのこと。生こうじはそのままにしておくと劣化するので、購入後、2～3時間以内に発酵を止める必要がある。大き目のボウルに、こうじと50gほどを残した塩を入れ、こうじひと粒ひと粒をほぐしながら混ぜる。塩がきちんと混ざらないと腐敗の原因になるので全身の力を使ってこねる。塩きりすれば冷蔵庫で1か

月保存ができる。

大豆を水に浸す

大豆は水で洗い、虫が食っている豆、水に浮く豆をのぞく。洗った大豆を3倍量の水に一昼夜浸し、じゅうぶん吸水させる。

消毒する

味噌に雑菌が混じらないよう、仕込み容器、押しぶた、鍋、すり鉢、すりこ木、さらし、重しを熱湯消毒する。

つくり方

1、吸水させた大豆を大きめの鍋に入れ、たっぷりの水を加えて強火にかける。湯がわき上がったら弱火にする。吹きこぼれや焦げに注意しながら、常にひたひたの水の状態を保ちつつ、つまんだとき楽につぶれるようになるまで5～6時間煮る。大豆が煮上がったらザルにあげて煮汁を切る。煮汁はあとから使うのでとっておく。

2、1の大豆をすり鉢に入れ、熱いうちにすりこ木でよくつぶす。冷めると塩きりこうじと混ざりにくくなるので手早く作業する。

3、2が人肌くらいの温かさになったら塩きりこうじを加え、パサパサ、パラパラするようなら1の煮汁で耳たぶくらいのやわらかさになるよう調節する。上から下へ、下から上へと塩きりこうじをむらなく混ぜ合わせる。

4、残しておいた塩のうちの⅓を容器の底にふり入れる。空気（カビの原因となる）を抜きながら3をこぶし大に丸め、空気を抜くように上からたたきつけるような感じで容器につめていく。かたくつめるほど熟成がうまく進む。

5、味噌の表面を平らにならし、残りの塩をふる。さらしか竹の皮、ラップなどを張って空気を遮断し、ふたをし、仕込んだ味噌の20～30％の重しを置く。ほこりが入らないように新聞紙で容器の口を覆ってひもで縛り、直射日光が当たらない冷暗所に保存する。

6、1～2か月が過ぎ、重しをしたふたの上にたまり（しょうゆのような黒っぽい液体）が1㎝くらい上がってきたら全体を混ぜ合わせて味を均一にし、表面をならし、さらしやラップを取り替え、重しを½の重さにする。その後、1か月に1回はカビや「湧き（P194参照）」がないか点検する。

●豆味噌のつくり方

材料（できあがり約6kg分）

豆こうじ…4kg

塩…750g

水…1・7kg

つくり方

1、ボウルに水を入れ、塩を加え、溶けるまでかき混ぜる。

2、1に豆こうじを入れよくなじませる。

3、容器に2を入れて落としぶたをして、出来高重量の20～30％の重しをのせる。水分が豆こうじの最上部まであがっていくことがポイント。足りなければ12～13％の食塩水を加える。ほこりが入らないように新聞紙で容器の口を覆ってひもで縛り、直射日光が当たらない冷暗所に保存する。

4、1～2か月が過ぎ、重しをしたふたの上にたまり（しょうゆのような黒っぽい液体）が1㎝くらい上がってきたら全体を混ぜ合わせて味を均一にし、表面をならす。その後、1か月に1回はカビや「湧き」がないか点検する。

※押しぶたに出るカビのような白い膜は酵母の一種で有害なものではない。押しぶたを洗ってから熱湯で10分以上煮て、さらに乾燥させてから、ふたを

戻す。容器の内側に味噌が残るとカビが発生しやすくなるので、味噌をとり出したら熱湯消毒したふきんで、ていねいにふきとる。味噌本体に出たカビはしゃもじなどでそっとすくいとって捨て、熱湯消毒したしゃもじで混ぜ返し、元の状態に戻す。

※重しが軽かったり、気温が高かったりするとガスが発生して味噌が浮き上がることがあり、これを「湧き」という。しゃもじでよく混ぜてガスを追い出し、重しを重くする。

※玄米味噌は冬に仕込んだものは5～6か月、春に仕込んだものは3～4か月たてば食べられる。土用の暑さを越えるとさらにおいしくなる。1週間分くらいを小出しにし、残った味噌は元の状態に戻す。熟成が進みすぎると味が落ちるので、好みの味になったら残っている味噌を冷蔵庫に入れて熟成を止める。豆味噌は一年経てば食べられるが二夏越すとおいしさが増す。

※豆こうじはマルカワみそ（☎0778-27-2111　marukawamiso.com）などで購入できる。

エピローグ

朝、目覚めるたびに、福島で起こった原発事故が一夜の悪夢でなかったことを思い出す。

太陽の下で深呼吸ができない一日の始まりだ。

ＴＶや新聞には、多少の放射線は人体に影響がないどころかむしろ体によいとまで発言する専門家が登場し、放射能安全神話をふりまいている。

だまされてはいけない。

人工放射性物質がこの世に出現したのは数十年前。そして、それは数百種類もある。人間の体に、ひとつひとつの放射性物質がどんな働きをするかわかる科学者などいない。

また、国際的には「放射線はどんなに微量でも、それなりの危険性がある」「安全な被ばく量はない」という考え方が常識になっている。

気をつけたいのは、日本ほど、放射性物質の基準値がゆるい国がないことだ。

飲み物でいうと、アメリカの法令基準値が0・111ベクレル、WHOの基準値が1ベクレルなのに対して、日本の暫定基準値は、ヨウ素131が300ベクレル、セシウム137が200ベクレルになっている。アメリカの基準値と比べると、ヨウ素131で約2700倍、セシウム137で約1800倍もゆるい状況にある。

食べ物も同じだ。

アメリカの法令基準値は170ベクレル、WHOの餓死を避けるための非常事態時の数値は1000ベクレルだが、野菜における日本の暫定基準値は、ヨウ素131が2000ベクレル、セシウム137が500ベクレルになっている。

ヨウ素131でいえば、餓死を避けるための非常事態時の数値よりも高くなっている。

琉球大学の矢ヶ崎克馬名誉教授によれば、1千万分の1グラムのヨウ素131が体内に8日間とどまった場合、1シーベルト（1ミリシーベルトではない）被ばくした計算になるという。

これらの数値から見えてくるのは、事態がそれほど進行しているということでもあるし、自分の身は自分で守るしかないということでもある。

アメリカの先住民ラコタ族のあるメディスンマンは、現代の都市生活者を観察して「人生をゴールがあるレースのように駆け抜け、最後に暗くて大きな穴を見る」生き方だと指摘した。

世界の陸地面積のうち日本の国土は０・27％しかないが、世界中にある４３２基の原発のうち、54基が日本に集中している。一方で、１９９４年から10年間に世界中で発生したマグニチュード6以上の地震の20％強が日本周辺で発生している。

私たちはなんとおろかなレースをしているのだろう。

電気がないと困るかもしれないが死にはしない。しかし、きれいな空気や水、食べ物がなければ、人間は生きていくことができない。

そして、この国に生まれてくる子供たちは、汚された空気や水、大地を現実として生きることになってしまったのだ。

人工放射性物質は、生物である私たちの存在をＤＮＡレベルで脅かす、いわば、自然と対極にある物質だ。

本書では、放射性物質の吸収を避けたり、排出を促したりする方法を紹介してきたが、つまるところ、それは、自然の力を使って私たちの体に備わった自浄能力を高めるためのものだ。

原爆が投下された広島や長崎は不毛の地になると噂されたが、今は復興を遂げている。

自然の自浄能力はすばらしいものだが、私たちの体の中にもそれはある。

人間がすばらしいのは、心にも自浄能力があることだ。

私たちは暗くて大きな穴を目の前に見ている。

落ちないためには、新しい道を探すしかない。

すべてが変わってしまった３・11以降の現実の中で私たちも変っていく必要があるのだ。

参考文献

『化学的食養長寿論』（博文館）／『食物養生法』（大空社）／『家庭に於ける実際的看護の秘訣』（東京書院）／『マクロビオティック式養生生活』（洋泉社）／『スンナリわかる脂肪の本』（主婦と生活社）／『クスリになる食べ物』（主婦と生活社）／『自然・民間療法』（KKロングセラーズ）／『漢方粥』（東京書籍）／『日本人の正しい食事』（農文協）／『食の医学館』（小学館）／『家庭でできる自然療法』（あなたと健康社）／『民間療法BOOK』（マガジンハウス）／『病気の症状と民間療法』（集文館）／『ガンにならない人の法則』（主婦と生活社）／『内部被曝の脅威』（筑摩書房）／『放射線と健康』（岩波書店）／『お母さんのための放射線防護知識―チェルノブイリ事故20年間の調査でわかったこと』（医療科学社）／『絵とき放射線のやさしい知識』（オーム社）／『Encyclopedia of NATURAL MEDICINE』（THREE RIVERS PRESS）／『Prescription for NUTRITIONAL HEALING』（AVERY）／『THE CHINA STUDY』（BenBella Books）／『The Detox Solution』（Illumination Press）／『7-DAY DETOX MIRACLE』（THREE RIVERS PRESS）／『The Live Food Factor』（Awakenings Publications）／『THE VitaminD CURE』（John Wiley & Sons, INC）／AERA '11. 6. 27号、放射能「凶悪度」ランキング本作品は当文庫のための書き下ろしです。

文芸社文庫

放射性物質から身を守る食品
内部被ばくの処方箋

二〇一一年八月十五日　初版第一刷発行

著　者　伊藤翠
発行者　瓜谷綱延
発行所　株式会社　文芸社
〒一六〇－〇〇二二
東京都新宿区新宿一－一〇－一
電話　〇三－五三六九－三〇六〇（編集）
〇三－五三六九－二二九九（販売）
印刷所　図書印刷株式会社
装幀者　三村淳

ISBN978-4-286-11225-1